生まれる前からはじめる

子どものデンタルケア

健康な歯ときれいな歯並びのために

古田 博久

歯学博士・歯科医師

はじめに

２０２０年、新型コロナウイルス感染症が世の中の概念を完全に変えてしまいました。従来のコミュニケーションの取り方、日本が誇る「おもてなし」の概念も変わったと思います。いつでもどこでもマスクをするのが習慣になりました。

もともと日本人は、花粉症やインフルエンザなどの感染症に対する予防策として、諸外国の人たちよりはマスクを着けることが多かったと思います。しかし、マスクをしたまま話をするのはあまり行儀のよいこととはされておらず、この感染症が蔓延するまではマスクをしたまま、特に初対面の方に挨拶をする人はほとんどいませんでした。

私は、歯科治療をするときはマスクをしていましたが、患者さんとお話をするときなどは必ずマスクを外していました。一般的な歯科医院ではそれがマナーの一つでもあると考え、スタッフにもそのように教育をしてきました。現在は、マスクと医療用帽子、ゴーグル、フェイスシールドを着けて患者さんと対面しています。マスクを交換するとき以外、マスクは外しません。ですから患者さんは、私のマスクを外した顔を見ることはありません。顔の半分以上が隠れているので、私の顔がわからないだけでなく、人柄もわかりにくくなったのではないかと思います。口の周りは人間の顔の中で最も動く場所で、口元の動きだけで細やかな感情を見極めることもできるほどだからです。

そして、接遇だけでなく、２０２０年を境に人々の健康に対する概念も一変しました。体が資本、健康は大事なものという概念は変わりませんが、以前ずっと思われてきた、「体の調子が悪いと思ったら早めに病院に行った方がよい」とか、「医者に診てもらえば安心だ」という認識はだいぶ変わったのではないでしょうか。

ウイルスに対する感染予防を皆が行っているのをみると、これまでの健康の概念とは全く別次元に思えてしまいます。病気になったら病院に行こうというのではなく、感染しないように自分で防御する。人まかせにしていては、真に自分の健康を守ることはできない。自分や大切な人の体や健康は、自分たちで守るしかないと、改めて気づかされたのです。

自分たちの健康を守るとき大切なのは、自分で選んで行動することです。どの年齢においても、体のどの部位においても同じで、歯に関しても同じです。歯がほかの部位と違うのは、歯そのものは再生されないということです。厳密にいえばわずかに再生能力はありますが、大きなむし歯になったら、皮膚がつながったり骨がくっついたりするように、むし歯の穴がふさがるということはありません。だからこそ、むし歯や歯周病の予防管理は、より低年齢から始めるのがよいとされています。たとえ病的な状態でなくとも、早い段階での気づきが大人になってから活かされてきます。これは、歯科診療を行う中で日々実感していることです。

この本は、むし歯や歯周病、歯並びや咬み合わせの予防管理ができるよう、主にお子さんのいる保護者の方、20代くらいまでの若年層の方を対象として書きました。この本を読んでいただくと、自分の子にも当てはまるなぁとか、あのころ自分に起きた歯のトラブルはこういうことが原因だったのか、ということに気づく方もいらっしゃると思います。一人ひとりの人生の背景に沿って感じていただけるように、我が子をおなかに宿したときから、乳・幼児期、小児・学童期、青年期に至るまでのさまざまな状態、同じトラブルを起こさないために今からできる予防法がわかるように説明しています。

緊急性の低い歯科医院の利用は、不要不急のものであると感じる方もいらっしゃるかもしれません。しかし、歯科医院でできる健康管理の範囲は単にむし歯予防だけでなく、実はとても幅広いものなのです。歯や口の中という範囲を超えて、全身にまで影響を及ぼすものであることは明確になっています。

歯科医院を上手に利用して、ご自身や大切な人の健康管理の一助としてほしいです。そして、歯科医院を選択するとき、自分自身の思いや考えと似ている歯科医院を探す参考として本書を利用していただけましたら幸いです。

令和三年初夏　　古田博久

目次

青年期に知っておきたいこと …… 197

青年期の歯のケア …… 199

青年期にみられるトラブル …… 203

第1章　歯は何のためにあるのか

歯はすべて唯一無二の存在

それぞれに役割のある大切な歯

皆さんにお聞きします。歯は全部で何本あるかご存じですか？

正解は子どもの歯は20本、大人の歯は32本もあります。子どものころに、生えては抜け、抜けては生えてと20回も生え変わりを繰り返していたのを覚えていますか？ いつの間に20本も抜けたのだろう……私は3本くらいしか思い出せません。歯医者に行って抜いてもらった、お母さんが抜いてくれたなどという思い出のある方もいらっしゃることでしょう。

子どもの歯はどうせ抜けてしまうのだから、そこまで気にしなくていいのかといえば、そんなことはありません。子どもの歯には子どもの歯の大切な役割があるのです。

子どもの歯が抜けた後に生えてくる大人の歯は、一度生えたらもう次には生えてきません。誰もが平等に一度きりです。大人の歯は全部生えそろえば32本ですが、最近では、親知らず4本を除いた28本を基準とする傾向があります。

では、それぞれの歯の大切な役割について取り上げていきましょう。

子どもの歯20本、大人の歯28本で機能する

子どもの歯は生まれてから6~7カ月ころに生えてくるのが一般的です。最後の子どもの歯が生えてくるのが2歳半くらいで、その後3~4年は子どもの歯だけの時期が続きます。

大人の歯が最初に生えてくるのは6歳ころです。その後、子どもの歯と大人の歯が混在する時期が6~7年ほど続きます。そして、12~13歳ころには大人の歯だけになります。

親知らずは最後に生えてくる大人の歯ですが、最近では生えてこない人も多いです。もともと親知らず自体がない方もいますが、多くの方は親知らず自体はあっても生えてこられない状態になっています。親知らずまですべて生えそろい、32本の歯が正常に機能している方はむしろ少ないくらいです。そのため、一般的には親知らずを除いた28本の歯で機能的に歯が使えている状態を理想としています。

■前歯

前歯は上下で4本ずつあり、中切歯《ちゅうせっし》、側切歯《そくせっし》と呼ばれています。前歯は一番目立つ歯です。「歯並びが悪い」と気にされる方のほとんどは、この前歯に関してです。

子どもの歯で一番はじめに生えてくるのは下の前歯です。その後、上の前歯が生えてきます。

歯の名称と並び方（永久歯）

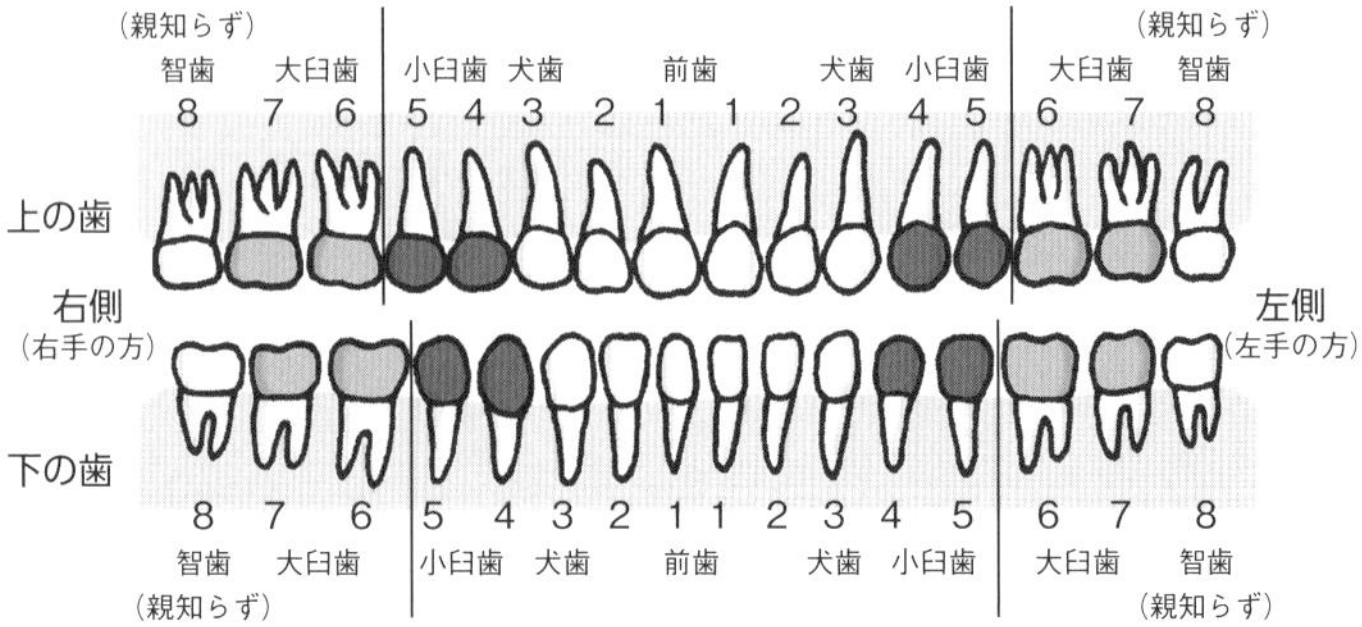

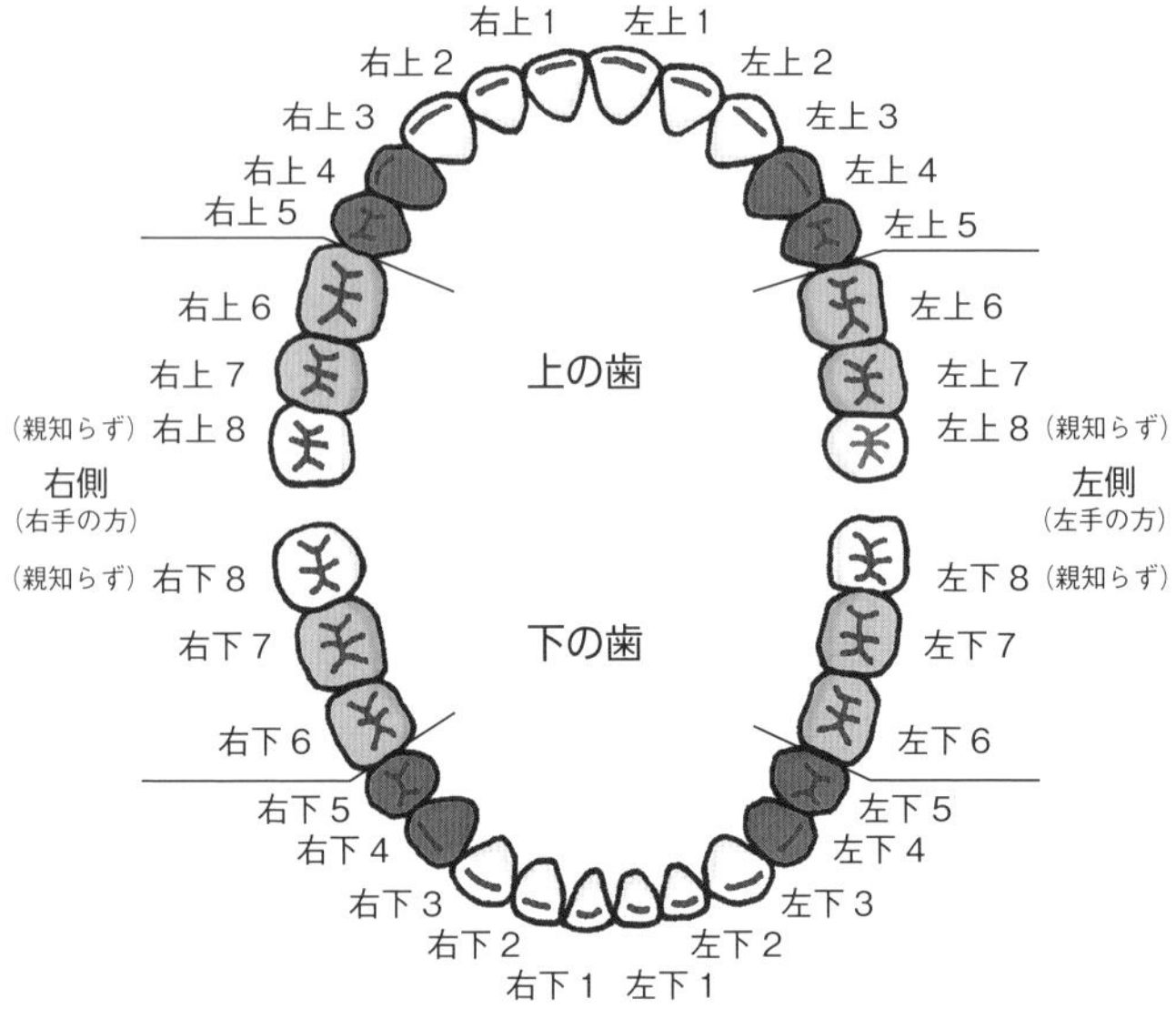

上下の前歯が生えてくると、食べ物を前歯でつかまえることができるようになります。もし手を全く使わずに、目の前にある食べ物を口でとらえようとすると、まず前歯を使います。いきなり奥歯で噛みつくことはできません。食べ物をとらえるとき前歯はなくてはならない存在で、奥歯が生えてきた後も、前歯には「ものを食べるとき噛み切る」役目があります。

また、前歯は発音にも深くかかわります。もし前歯がなくなったら、息が漏れて発音がうまくいきません。

意外と気づかれないことですが、奥歯まで生えそろう年齢になって上下の前歯の先端同士を合わせてみると、奥歯は浮いた状態で、上下の奥歯同士は当たりません。もし、奥歯が浮かなければ前歯では噛み切れませんし、奥歯に非常に大きな負担がかかってしまいます。奥歯でしっかり噛んだ状態で前歯が咬み合わない「開咬」という咬み合わせになっていると、どのように顎を動かして噛んでも奥歯でしか当たりません。

奥歯を守るためにも前歯は非常に大切で、前歯と奥歯はお互いを守るために重要な関係を保っているのです。

■犬歯

前歯の隣の歯が犬歯《けんし》で、「糸切り歯」ともいいます。前から数えて3番目の歯です。理解しがたいかもしれませんが、1980年代くらいまでは男性も女性も八重歯（通常の歯並びから犬歯が前に出てしまっている状態）がかわいいとされていた時代がありました。

犬歯はちょうど、前歯と奥歯の分岐点になっています。そしてこの犬歯は、すべての歯の中で根っこが一番長いのですが、なぜそんなに長いかわかりますか？

ご自身の下顎を左右にずらしてみてください。そのとき、犬歯が当たってほかの歯は浮いて離れているでしょう？「前歯だけで咬み合わせると奥歯は咬み合わず浮いた状態になる」と前歯の項に書きましたが、その前歯と奥歯の関係に似ています。下顎を横にずらしたときには犬歯で力を受け、前歯や奥歯に負荷がかかりすぎるのを防ぎます。横から受ける力に負けないように、歯の根っこが長く頑丈にできているのです。

糸切り歯の由来は、歯で糸を切るときに、通常噛んでいる状態からわずかに顎の位置を横にずらして、犬歯同士のみが当たる場所で切るからです。昔の人はとても興味深い表現をしたものです。

歯並びや咬み合わせが悪いと犬歯はうまく機能しません。八重歯の状態になっていると上下の犬歯が当たらず本来の犬歯の機能を発揮しないので、ほかの歯や顎を動かす筋肉に大きな負担を与えます。

また、犬歯を失うと口元が貧弱に見えてしまいます。美容の点からも、本来あるべき位置に犬歯があることが大切です。審美的な面を重視して八重歯を抜いてしまうという話を聞きますが、将来的には問題が多く、大きな疑問を抱かざるを得ません。

■小臼歯

犬歯の奥は小臼歯《しょうきゅうし》です。小臼歯は前から数えて4番目と5番目の歯で、上下左右2本ずつ、合計8本あります。小臼歯は小さな臼《うす》の歯と書きますが、前歯や犬歯より少し分厚くできていて前歯のように平たくはなく、山と谷があります。

乳歯の場合は乳臼歯《にゅうきゅうし》といい、上下左右4番目と5番目の歯を指し、上下左右4カ所、全部で8本あります。

この乳臼歯が生えてくると、いろいろな食べ物を食べられるようになります。前歯のように食いついたり、噛みちぎったりするだけでなく、きちんと食べ物をすりつぶせる形だからです。

子どもの乳臼歯は大人の小臼歯より小さく見えますが、実は、噛む面は大人の小臼歯より広いです。大人の小臼歯のように山と谷の斜面が急傾斜になっておらずまさに臼のような形で、ものを噛みつぶすのに非常に適しています。ちなみに大人の歯で噛みつぶすのに適している歯は、次に記述する大臼歯です。

小臼歯は歯列矯正を行うときに、抜いてしまわれがちな歯ですが、上下の咬み合わせを決める大切な役割があります。歯には、下顎が不必要に後ろに（奥に）下がらないようにするストッパーとしての形が刻まれています。もし小臼歯がなくなったら上下の顎の位置が決まりづらくなり、咬み合わせが不安定になります。咬み合わせが不安定になると、顎関節や姿勢など全身への影響が出てくる可能性があります。

歯列矯正で小臼歯を抜く選択を強いられがちなのは、ガタガタに並んだ前歯を並べる場所をつくるためです。しかし、このような小臼歯の大切な役割を考えると、やむを得ない場合を除いては、安易に抜くことは避けるべきです。

小臼歯は食事のときに活躍するだけでなく、人間の体のバランスを機能的に保つためにもとても大切な歯なのです。

乳歯の奥歯が生える時期は
咬み合わせにとって大事

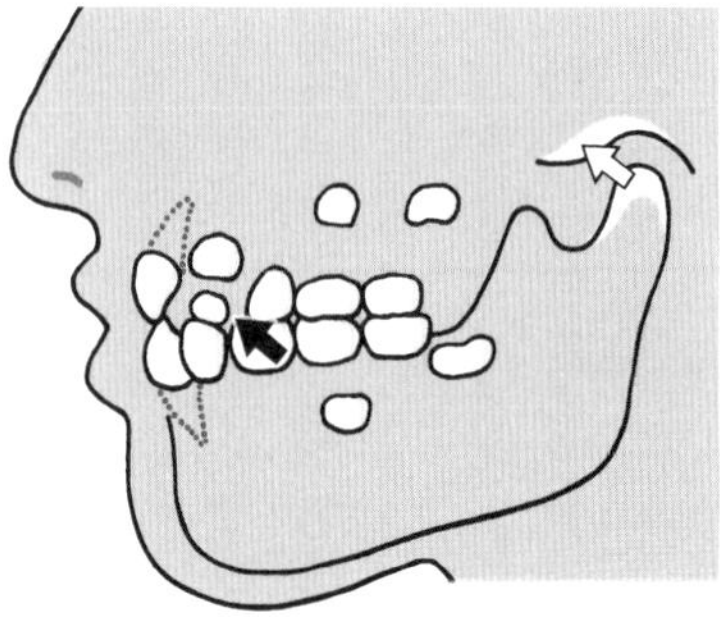

前から４番目の第一小臼歯が生えてくるころ（小学校中〜高学年くらい）の横顔。第一小臼歯が咬み合うようになって（➡）、顎関節を中心に（⇨）下顎の位置が安定している。この時期の咬み合わせの管理はとても大事になる。

■大臼歯

口の中の一番奥までいくと、大臼歯《だいきゅうし》といわれる、どっしりとした大きな歯があります。乳歯に大臼歯はありませんが、前から5番目の乳歯が生えたときから、その後ろにまだ生えていない永久歯として存在しています。

大臼歯は第一、第二、第三とあり、第三大臼歯は「親知らず」を指します。第一大臼歯は6歳臼歯、第二大臼歯は12歳臼歯とも呼ばれます。それぞれ6歳、12歳ころに生えてくるからです。

親知らずは現代人では埋まってしまっていて出てこなかったり、はじめからそのものがない方もいて退化傾向にある歯です。

この歯は10歳前後に、歯になる種の部分が顎の骨の中にでき始めます。それが10年ほどかけて大きく育ってくるのですが、さまざまな影響を口腔内に及ぼすことがあります。親知らずがまだ種の状態のときに、将来明らかに問題を起こすことが予想される場合は、小学生のうちに親知らずの種を取ってしまうこともあります。

第一大臼歯の食べ物を噛みつぶす力は最大です。また、上下の歯をしっかり咬み合わせたとき、咬み合う高さを決定し、その高さを保つ重要な役割を果たしています。6歳ころに第一大臼歯が生えてきたとき、歯科医は今後の歯並びや咬み合わせの診断、上下の顎の骨の成長方向などを予測するため、上下の位置関係をよく観察します。

第一大臼歯を失うと噛む力が激減します。抜いたままにしておくと周りの歯が移動して、咬み合わせが崩れてきてしまいます。第一大臼歯はほかの歯よりも先に弱くなるケースが多く、最初に抜かざるを得ない状況に陥りやすい歯でもあります。

このように、歯にはそれぞれ役割があり、すべての歯が調和を保って存在します。そしてすべての歯の形は、顎の関節の動きや角度と密接な関係があります。適当に並んでいればよいのではなく、規則性を持った形になっていて、連続して並んで初めて機能的な形になるのです。

歯はたくさんあるから、どれか一つぐらい失くしてもいいというわけではありません。「親知らず」のように現代人にとって必要ないと体が反応を起こしている歯は例外ですが、基本的にはすべての歯を大切にしなければならないのです。

みんな違う歯並び・咬み合わせ

歯並びとは、文字通り歯が並んでいる状態を指します。顔も性格も１００人いれば１００通りあるように、歯並びや咬み合わせも個性があり、一人ひとり違います。

歯はそれぞれ規則性を持った形をしています。その規則性を保ちながら本来あるべき場所に存在していれば上下の歯はきちんと咬み合い、機能的な一つのユニットとして成り立ちます。そして機能的な咬み合わせになっているとき、歯並びの美しさを併せ持つことができるのです。歯並びの良し悪しは単に見た目のことではなく、歯が、機能的に噛むための道具として使える状態になっているかどうかということにも関係します。

しかし、子どもの歯並びが一見悪くないように見えても、実際には上下の歯が全く咬み合わさっていない場合があります。見た目が悪くなければ、まさか我が子の咬み合わせに支障があるとは思わないでしょう。もちろん、子どもに限らず大人の場合でも、歯並びは特に悪くはないのに実は咬み合わせに問題があり、歯そのものや、歯と関連する体のいろいろな部位に知らず知らずのうちに影響を及ぼしていることもあります。

また、子どもの歯のときはきれいに並んでいたけれど、大人の歯になったら歯並びがガタガタになってしまうというケースもあります。この場合、子どもの歯のときすでに、大人の歯の歯並びがガタガタになる兆候が出ている場合があります。出っ歯や受け口の場合も程度がそれぞれ違いますし、年月とともに歯並びや咬み合わせも変化していきます。

原因は遺伝的なことだけではありません。環境によってもさまざまな形をなしています。見ただけで歯並びが悪いとか、受け口になっていて咬み合わせの悪さがわかることもありますが、機能的な面も十分に観察していくことが重要です。

■変化や異常は長期的に見る

子どもは日々成長するものです。体はもちろん歯を含む口の中の状態も大きく変化していくため、そのとき限りで変化や異常をとらえるのではなく、長期的に経過を追って観察し続けることが大事です。そのためには、今、何もトラブルが起きていなくても、歯科医院で定期的に診察を受けるのがよいでしょう。

口の中の写真を撮影し、可能な限り経過を追える状態にしておくのも歯科医の大切な役割だと私は考えています。咬み合わせに問題があったり、これから問題が起こりそうな状態を見逃さず、すべて大人の歯になったときに機能的で健康的な歯や歯並びの状態にもっていけるのが理想です。

家庭で問題点を見つけ出すのはなかなか難しいので、現状の咬み合わせについてはもちろんのこと、できれば将来的に歯並びや咬み合わせの変化を予測することができる歯科医に診てもらうのがベストです。

■歯列矯正は成長過程で行うのが自然

歯並びや咬み合わせを治すには、一般的に歯列矯正が行われます。歯の矯正は、自分の歯を機能的な咬み合わせや歯並びにしていくことを指します。大人になってからでも歯がしっかりとしていれば歯列矯正はできますが、もう顎の骨の成長は見込めないため、歯を動かせるフィールドは治療開始時にすでに決まってしまいます。

顎の骨を中心としたさまざまな骨の成長と共に治療を進められるのが、子どもの歯列矯正のメリットです。大人の歯の歯列矯正より自由度が大きく、使用できる矯正装置の種類も多くあります。また、子ども自身の骨や体の成長をうまく利用する手法を考えることができます。「体が成長する」という限られた貴重な機会を逃さないようにしたいものです。

歯科における歯列矯正の本来の目的には、「健康」になることも含まれます。歯並びや咬み合わせの治療では、その人が本来持っている骨格の範囲で、最もよい状態を目指すことになります。それが結果的に、その人にとっての自然な美しさにもなります。

まずは、あなたやお子さんの歯が、骨格や顎の動きに対してどうあるべきかを見極めることからスタートしましょう。その人の骨格や筋肉の動きに最も適した歯の位置や形が、その人にとっての正常な姿なのです。

子どもと大人の歯列矯正の比較

	成長期の学童（子ども）	成人期以降
歯の移動速度	移動しやすい。	成長期に比べ遅い。
歯の移動範囲	成人期に比べ広い。	成長期に比べ狭い。
症状・治療の特徴	早期治療開始により、上下顎骨の成長発育を適切にコントロールできる可能性は高い。	上下顎骨の成長はほぼ終了しているため、成長発育による症状改善は望めない。
口腔内の健康状況	歯科衛生士などによる口腔ケアで歯や歯肉の健康度の回復は一般的に早い。	自己流の口腔ケアを長期にわたり行っていることが少なくなく、歯石や歯の汚れも多く見られる。 回復に時間がかかる場合があったり回復が見込めない場合がある。

「歯が命」の本当の意味

食べるためだけの道具ではない

人間は動物ですから、生きるために食べなければなりません。発達した現代の医療では管から栄養を体内に入れることも可能ですが、基本的には口から栄養をとらなければ死んでしまいます。

歯は食べ物を噛むためにあることは、歯科医でなくてもわかります。食べ物を砕くだけならそのための道具が多少いびつでも問題はありません。もし、歯を失ったとしても、上下の歯をきっちり合わせた入れ歯やインプラント(人工歯根)ではなく、全く形の違う石のようなものを二つ使っても食べ物を砕くことはできます。歯が食べ物を砕く、壊す、分解するためだけに存在しているのなら、形が合えばもちろん噛み砕く能力や効率が上がりますが、歯の形は多少いい加減でもよいということになります。しかし、それでよいわけではありません。

人間の歯の形には、単にものを噛むためだけの道具でない理由が刻まれていて、上の歯と下の歯が緊密に咬み合うように形作られています。なぜ上の歯と下の歯はバラバラに生えてくるのに、ぴったりと咬み合う形が初めから与えられているのでしょう？　まるで、出会うことを運命づけられた相手に自然と惹かれ合うように、です。もともとは上顎と下顎の別々の骨の中で発生する歯が咬み合うことを想定されて、形がプログラムされているなんて不思議だと思いませんか？

きれいな歯並びとは

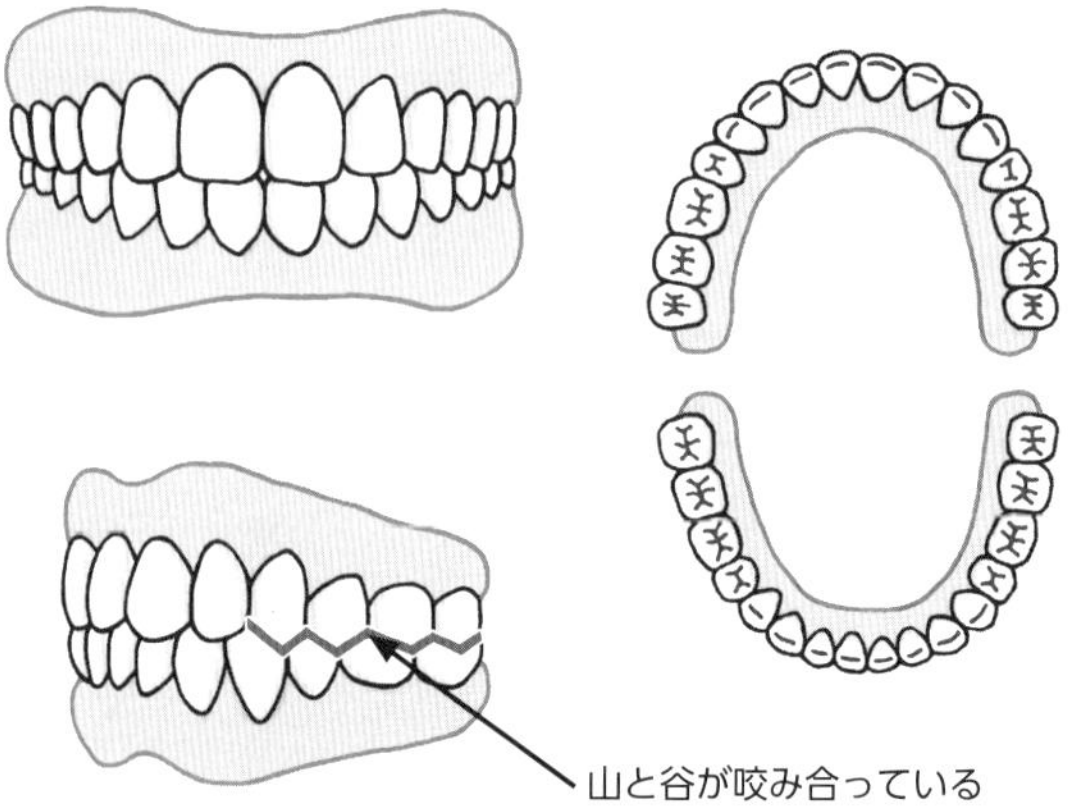

上下の歯が山谷になってしっかり咬み合っており、前から見ても横から見ても裏側から見ても歯の位置や傾斜、咬み合わせに問題がない状態で、歯列が描くアーチもきれい。見た目だけでなく咬み合わせもよい状態が真にきれいな歯並びといえる。

自分の歯で食べるのが一番おいしい

自分の歯を失ってしまっても、最近はよい入れ歯やインプラントがあるから、ものを噛むことに困ることはないと思っていませんか？　もちろん入れ歯でも食べ物を噛み砕いて飲み込めるようにすりつぶすことはできますが、食べ物の硬さ、柔らかさといった繊細な食感を得ることは天然の歯にかないません。これは、食べ物の硬さや厚みを感じる「歯根膜」のおかげです。歯根膜は非常に敏感なセンサーで、ごく薄い紙を噛んだときにもその厚みを感じることができます。

歯の根と歯槽骨の間にある歯根膜は0・09〜0・23㎜と非常に薄いコラーゲンでできた線維で、骨と歯のクッションの役割をしています。噛んだものの性状を認識したり、唾液の分泌を促したり、下顎の動きの調整もしています。敏感なセンサーは硬いものを急激に噛んだり噛み続けたり、歯ぎしりや食いしばりの癖があったり、むし歯や歯周病がひどくなったりしたとき、噛むことをやめさせようとします。

歯を失えば歯根膜もなくなるので、硬さや柔らかさを感じることができません。好みのご飯の硬さ、新鮮な野菜のみずみずしい食感、きめ細かいふんわりしたケーキ……これらを感じることができなくなってしまいます。もちろん入れ歯に歯根膜はありません。入れ歯でものを食べるのは、プラスチックの板で食べ物を押しつぶしているようなもので、食感や温度などを感じにくくなり、なんとも味気ないものになってしまいます。
最新の技術で精密につくられた入れ歯は、人工臓器のように自分の体の一部として敏感に最大限の機能を発揮しますが、それでも自分の歯より優れた人工歯はありません。

歯のセンサー・歯根膜の役割

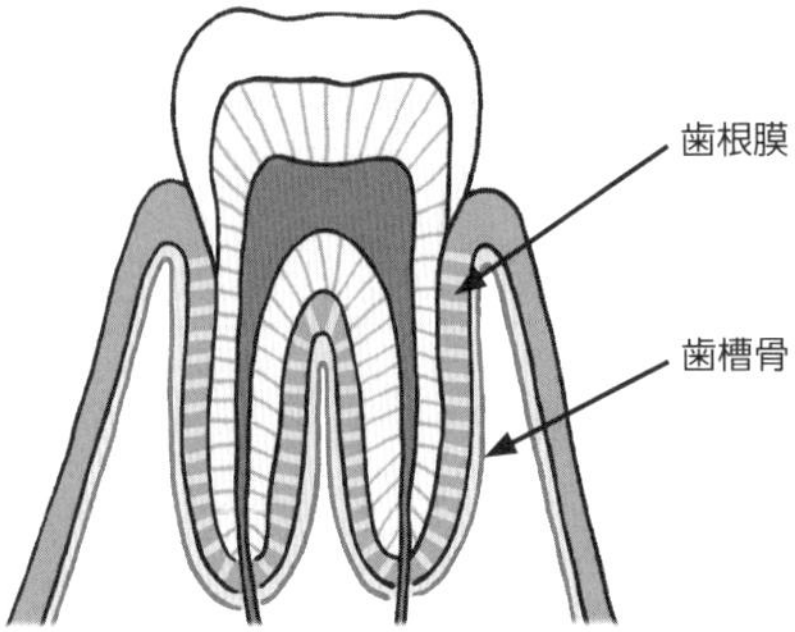

歯根膜は 0.09 ～ 0.23㎜と極薄いが、薄い紙でも厚みを感じとれるほど敏感。骨と歯のクッションの役割をしている。

歯と脳の関係

歯は食べ物を噛むための道具ですが、噛むという運動は脳に刺激を与えて活性化させ、脳の発達を促すことがわかっています。よく噛んで食べるということは、単に歯を育てるというだけでなく、脳への刺激を与えることにつながるのです。

脳と歯、顎は近い位置にあって頭蓋骨の中におさまっています。顎は顔面頭蓋の中でも最も大きく動く場所です。噛むことによる刺激は、歯根膜がセンサーとなって脳に伝えます。乳歯の時期に、歯ごたえのあるものをよく噛んで食べることで、血行が促され脳が活性化されて脳の成長、発達を活発にします。

噛むことで活性化される脳

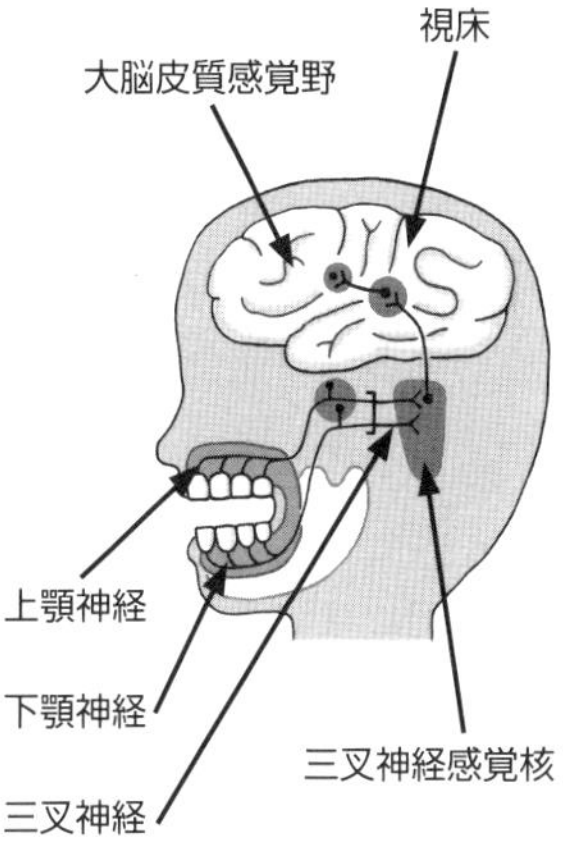

噛む刺激が顎から脳へ伝わり、脳が活性化する。

■噛めないことが認知症のリスクにも

大人にとっても歯と脳の関係は重要です。歯の状態と認知症発症の関連を分析した研究によると、65歳以上の健常者に対して認知症の認定を受けたか否かを4年間にわたって追跡したところ、年齢、治療疾患の有無、生活習慣などにかかわらず、歯がほとんどなく義歯を使用していない人、あまり噛めない人、かかりつけ歯科医院のない人は、認知症発症のリスクが高くなるという結果でした。特に歯がほとんどないのに義歯をしていない人の認知症発症リスクは、20本以上歯が残っている人の1・9倍、何でも噛める人に対してあまり噛めない人の認知症発症リスクは1・5倍と、歯を失うことや噛めなくなることによって認知症の発症リスクが高まることがわかりました。

研究グループは、歯を失う原因となる歯周病などの炎症が直接脳に影響を及ぼすこと、また、噛めなくなることによる咀嚼機能の低下が脳の認知機能の低下を招く可能性があることも示唆しています。自分の歯でしっかり噛むことが、脳の老化を防ぐととらえることができます。

よく噛むこと、よく噛める状態にしておくことの大切さは、子どものうちからもいえることで、子どものころからの積み重ねが何十年も先に影響します。子どものうちによく噛める歯の状態にしておくことが重要です。

ストレス解消を促す歯ぎしり

強いストレスにうまく適応していくために、「歯」が大切な役割を担っていることはあまり知られていないようです。子どもは非常に強く激しく歯ぎしりをします。歯ぎしりはいびきと同様に寝ているときの悪い癖と考えられがちですが、実は違います。

私たち人間は、怖い思いをしたり緊張が高まると、歯を食いしばったり全身に力を込めたりします。筋肉を収縮させることで、精神的なストレスを解消しているのです。歯ぎしりもその一種で、脳に強いストレスがかかると、口や顎の周りの筋肉（側頭筋《そくとうきん》や咬筋《こうきん》など）を緊張させてストレスを解消します。歯ぎしりは、その筋肉の緊張の現れです。程度の差はありますが、寝ている間の子どもの歯ぎしりは大人以上に多く、かなり長時間している場合もあります。どんどん成長して物事を吸収していく子どもたちは、日中溜まった肉体的、精神的ストレスを発散するために、寝ている間にしきりと歯ぎしりをしているのです。

「うちの子は歯ぎしりがひどいんですが、大丈夫でしょうか？」と質問されることがよくありますが、ちゃんと意味があってやっていることで、歯ぎしりは病気ではありません。ほとんどの場合そのままにしていても大丈夫ですので、すぐにやめさせる必要はありません。

ただし、あまりにも歯や顎の関節に負担をかけてしまう強い歯ぎしりは、歯ぎしりの力を分散させたりする歯列矯正が必要な場合があります。

■歯ぎしりできるのは咬み合わせができているからこそ

正しく歯ぎしりができるのは、「咬み合わせ」ができていて、スムーズに顎を動かせるからこそです。

乳歯が生えてくると咬み合わせができてきます。初めは前歯だけしかありませんが、だんだん奥歯が生えてきて、咬み合わせが安定してきます。

乳歯の歯列を見てみると、もともととがっていたはずの歯の先端がすり減っているのをよく見かけます。これは食物でこすれて削れているのではなく、まぎれもなく歯ぎしりのせいです。この時期の歯とその咬み合わせは、食べ物を噛むという機能以外に、自らをすり減らして心身のバランスを保つという重要な役割を担っています。

大人、子どもにかかわらず、ほとんどの人がするといわれている歯ぎしりや食いしばりは、脳に溜まったストレスを発散するために人間が持っている機能です。

歯ぎしりは無意識でしているので自分でコントロールすることはできませんが、咬み合わせがよければ「正しい歯ぎしり」をすることができ、自然にストレスを解消できます。

見た目が左右するもの

気になり始めた口元

２０２０年、新型コロナウイルスの感染拡大で人々の働き方が一変しました。今までは会社に行き、人と人が実際に会って仕事をしなくてはならなかったのが、テレワークが進んでパソコンの画面越しでミーティングや商談などをする機会が増え、仕事の概念も変化しました。学校でもオンライン授業が始まりました。今後これらの流れは、もっと充実した環境となって定着するでしょう。

先日、自宅勤務となった女性から次のような話を聞きました。

リモートでミーティングをするようになってから、歯並びのことが気になって仕方ない。今まではたいして気にしていなかったのに、パソコンの大きな画面に映る自分の口元を見て気になってきたそうです。自分の話している姿を見たことはなかったので、まさかこんな感じに見えているとは……とも。気になり始めると、「この人、こんなに歯並び悪いんだ」とか、「歯が汚いなぁ」など、他人の口元や歯並びも気になるようになってしまったとおっしゃいます。

対面でのミーティングでは、そこまで人に接近することはなかったと思いますが、パソコンの画面では相手の顔が非常に近いところにあり、画面の大きさによっては顔が巨大に映し出されてしまいます。私はいつも人の歯をアップで見ていますからそんなものだろうと思っていましたが、今までそういう機会がなかった方にとっては、かなりショックな出来事だと思います。この方はこれを機に歯並びをよくする矯正治療を始めました。

新しいことが始まると、今までは気づかなかったことが浮き彫りになることがあります。口元は非常によく動く場所です。人の話を聞いているときは、相手の目や口元をよく見ます。もちろん自分が話すときでも、一番見られている場所です。口元が気になって他人からどう見られているかにばかり意識がいってしまい、大きな口を開けて話せなくなったり引っ込み思案になったり、きちんと意見が言えなくなったなどと悩む姿を見るのはやるせないです。

もし、ご自身の歯並びや口元のことで気づきがあったら、お子さんもが将来同じような気持ちになるかもしれません。そんなことにならないように、小さいうちから歯並びのことを気にしてみてあげてください。

きれいは機能的

もの作りの世界では、常に機能性と美が要求されます。機能的に豊かなものは美しく、形の美しいものは機能的であるという原則があるようです。名品といわれる道具や車、建物や服飾品はみんな使いやすいうえにきれいです。

歯列矯正も同じです。きちんと機能した健康的な歯並びになるように歯列矯正を行うと、その人本来の顔や表情がよみがえります。

矯正歯科で行う歯列矯正は、美しくなることが目的であったとしても美容整形とは根本的に違います。例えば目や鼻を整形しても、目がよく見えるようになったり、呼吸が楽になるなど機能がよくなることはありません。これに対して歯列矯正は、歯並びをよくすることで噛む機能を高め、全身状態を向上させる目的を併せ持っています。

■天然歯を美しく機能的に回復させる

見た目をよくすることを目的に、歯を抜いたり削ったりして人工物のかぶせものなどに変えて、出っ歯やガタガタの歯並びを直すだけの審美歯科治療では、噛む機能や咬み合わせについては無視されている場合さえあります。文字通り見た目をよくする歯科で、体への影響は考慮されないこともあります。

残念なことに、そうした傾向は一部の矯正歯科にも見られます。見た目だけを優先して治療すると、歯を口の中におさめて、前歯をきれいに並べて治療は終わり、です。しかし、歯並びが悪くて困っている患者さんは、きれいになりたいだけでなく、何らかの体調不良を抱えていることが少なくありません。

「天然の歯を、美しく機能的な状態に回復させる」のが歯列矯正の目的です。本来持っている顎の機能（下顎の動き）に合わせて歯を並べ、機能を回復させます。その結果、健康的な美しさを手に入れることができるのです。審美治療と同じように「美しく見せる」という目的だけで治療をすると、本来、歯を守るために存在すべき歯科医も、健康な歯を抜いて矯正することに抵抗がなくなってしまいます。

■歯列矯正は、自信を持って人生を歩むためのプレゼント

子どもの歯並びの治療では、大人に行うような歯を削ってかぶせものをする審美的な治療を行うことはまずありません。大人になったときに、歯を削らなければならないような審美的治療を選択する必要のない状態にしておいてあげることを考えます。

大人になると時間的な制約や、職業によっては歯列矯正に取りかかりにくい場合なども出てくるでしょう。大人になってから歯で悩まないようにしてあげるのは、お子さんへの素晴らしいプレゼントだと思います。もちろん、それは見た目のことだけでなく、機能的な面に

おいてもです。

人間の体は日々変化していきます。歯も、成長に伴う咬み合わせの変化や、食いしばりが強く顎の関節に負担があることなど、環境によっても大きく変わりますから、子どものときに歯列矯正をしておけば大人になったとき機能的な問題がすべて解決されているとは限りません。しかし、可能性を少しでも減らす準備として、子どものころからの歯並びや咬み合わせの管理はとても大切です。

正しい知識を持って「歯育て」を

歯は食べ物を噛むだけでなく、心身の健康やバランスを保つこと、脳の働きにまで影響する大事な役割を担っていることがおわかりいただけたと思います。

「人生100年時代」を生きる子どもたちにとって、生涯自分の歯で過ごすために親がする支援、いわば「歯育て」は、これまで以上に重要な意味を持つようになるでしょう。

次章からは、正しい知識を持って「歯育て」をするため、妊娠期から乳・幼児期、小児・学童期、青年期の成長期別に、歯の発育・成長、起こりやすいトラブル、ケアのポイント、歯科のかかり方などをまとめました。

子どもが一生歯や口元の悩みを持たずに、明るい笑顔で豊かな人生を歩むためにご活用ください。

第2章　妊娠期

歯育スケジュール

乳・幼児期				妊娠期	
3歳	2歳	1歳	0歳	−1歳	
・乳歯列の咬み合わせが完成する	・乳歯が生えそろう（2歳半）	・上下4本の前歯が生える	・乳歯が生え始める（6〜7カ月）	・乳歯の種ができる（妊娠7〜10週）	歯と顎の成長
	・反対咬合などの不正咬合がわかるようになる			・大人の歯の種ができ始める（妊娠14週くらい）	
・定期歯科検診で咬み合わせの管理を続ける	・うがいの練習をスタートする	・むし歯になりやすい「感染の窓」※の1回目（1歳7カ月〜2歳7カ月ころ）。歯磨きを丁寧に行う	・歯が生え始めたら仕上げ磨きを始める	・お母さんの口腔ケア、むし歯治療	むし歯・歯並び対策
・指しゃぶりは3歳くらいにはやめる	・乳歯列の咬み合わせのチェックをする	・1歳半くらいから卒乳を始める	・歯が複数生えたらフロスを通してあげる	・マタニティ歯科検診を受ける	
・歯ブラシが持てるようになったら一人磨きを教える			・初めての歯科検診へ（3〜6カ月ころ）。3〜6カ月に1回ペースで続ける。フッ素塗布も	・歯肉炎などの歯周病は徹底して治しておく	
・乳歯の反対咬合などの治療が始められるようになる			・離乳食は噛む力に合わせて進める		

青年期		小児・学童期		
18歳	14歳	12歳	10歳	6歳
・下顎が完成する	・上顎がほぼ完成する	・12歳臼歯(最後の永久歯）が生える	・前歯の後ろの歯（犬歯や小臼歯）が生え始める	・6歳臼歯（最初の永久歯）が生える
・成長期が終わる		・生え変わりが終わり、大人の歯だけになる	・歯並びや咬み合わせの悪さが目立ち始める	・生え変わりが始まる
・大人と同じケアが必要になる	・親の手を離れ、歯のセルフケアを徹底する	・「感染の窓」3回目	・歯並びが悪くなることにより歯磨きがしにくくなる。適切な指導を受ける	・「感染の窓」2回目。生え変わりの時期は歯磨きを丁寧に行う
・歯列矯正を始める場合、大人向けの治療となる。骨の成長は見込めなくなる	・成長期を利用した歯列矯正を始められる年齢の終わりが近づく	・歯科医院とのかかわりを続ける	・歯並びや咬み合わせが悪くなる前に歯科医によるチェックを受ける。場合により歯列矯正を考える	・歯並びに影響する噛み癖、食べ癖、生活習慣を時折チェック
		・第2期矯正を始められるようになる		・第1期矯正を始められるようになる
		・食事や飲み物のとり方に注意（自己管理できるようにする）		

※「感染の窓」…むし歯になりやすいステージ

妊娠期のポイント

●口の中のようす（胎児）

赤ちゃんがおなかの中にいるときから、歯が生えてくる準備が始まっています。

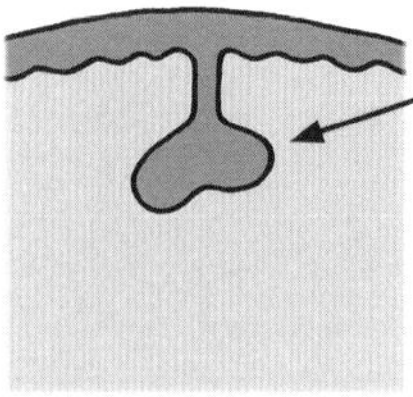

妊娠 7 ～ 10 週で乳歯の種ができる。

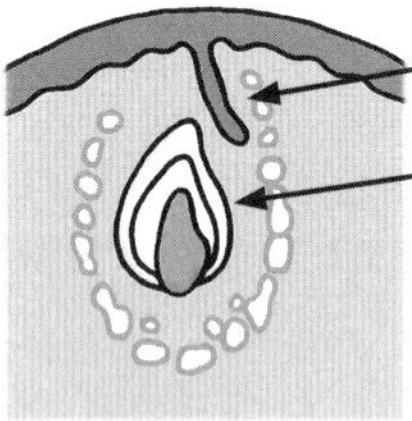

乳歯の種が硬くなっていく。妊娠 14 週くらいに永久歯の種ができる。

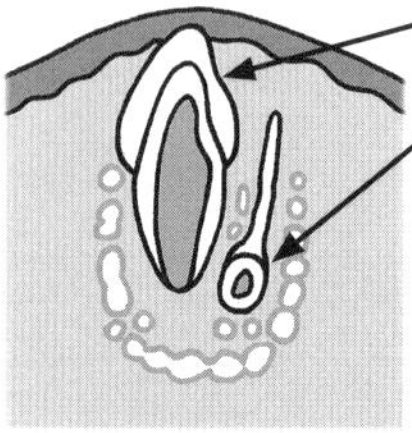

乳歯が生える準備ができる。お誕生を迎えるころ、永久歯も硬くなっていく。

●歯のケア

・歯磨きをしっかり行う。
・腫れ、出血、痛みが出たら歯科へ行く。
・バランスよく食べる。
・カルシウム、葉酸、鉄分、食物繊維を積極的にとる。
・妊娠４～５カ月ころにマタニティ歯科検診を受ける。
マタニティ歯科検診の内容は、通常検診（むし歯有無、歯茎の状態チェックなど）、保健指導（ブラッシング指導など）、検診結果の説明を受ける。
・歯のクリーニング、むし歯の治療は妊娠中期に受ける。

●注意すること

・女性ホルモンの影響で歯茎が腫れやすく、痛みが出やすい。
・妊娠中の歯周病は赤ちゃんに影響する。
・つわりがひどく、歯磨きがつらいときは次のポイントに気をつけながら、無理をせずに歯磨きをする。
①気分がすぐれず、食後すぐに歯磨きができないときは、体調のよいタイミングを見計らって行う。
②ヘッドの小さめの歯ブラシを使う。
③歯磨き粉は香料や味の強いものを避ける。
④どうしても歯磨きができないときは、洗口剤などでうがいを行う。

胎児の歯の成長

妊娠7～10週で乳歯の種ができる

歯が生えてくる準備は妊娠初期に始まり、赤ちゃんが生まれたときにはすでに整いつつあります。

まず妊娠7週から10週くらいで、乳歯の種のようなものができ、これを「歯胚《しはい》」といいます。

初めは歯の頭の部分からでき、徐々に根っこの部分ができてきます。胎児の体の一部として歯は存在していますが、生まれてすぐには生えていません。

まれに下の前歯の部分に、「先天性歯《せんてんせいし》」という歯が生えて生まれてきたり、生まれた直後に生えてくる赤ちゃんもいますが、通常は歯のない状態で生まれてきます。

妊娠14週で大人の歯の種ができてくる

妊娠14週くらいになると、大人の歯の歯胚もできてきます。最初の大人の歯が生えてくるのは6歳前後が多いですから、実に6年も前から歯が生える準備が始まっています。歯の赤ちゃんが顎の骨の中で少しずつ育ち、6年後に歯の形になって口の中に出てくるのです。

歯の形や大きさは顎の骨の中にあるときに遺伝的に決まっています。両親からの遺伝という意味合いもありますが、上下の歯がうまく咬み合い、形作られるように仕組まれているのです。

歯が全く生えていないころから咬み合う形につくられ始める、とても不思議なことです。

妊娠中の歯のケア

マタニティ歯科検診を受けよう

昔から「妊娠すると赤ちゃんにカルシウムをとられてしまい歯が悪くなる」ということがいわれてきました。実はこれは真実ではありません。

妊娠中は女性ホルモンのプロゲステロンやエストロゲンが増えてホルモンバランスが変わるため、口腔環境が大きく変わります。つわりがひどいと歯ブラシを口の中に入れただけで気持ち悪く感じてしまい、歯をしっかり磨くことが難しくなることもあります。今までどおりに歯磨きができなくなって口の中のばい菌の数が増え、むし歯や歯肉炎になりやすくなります。また、味覚が変化することで歯磨き粉の味も不快に感じるかもしれません。

口の中がネバネバして唾液の量が減ったように感じる妊婦さんもいるようです。唾液は酸を中和してくれるので、唾液の量が減るだけでも口の中の浄化作用は低下して口の中が酸性に傾き、むし歯になりやすくなります。妊娠中は酸っぱいものが欲しくなる傾向があるようで、酸性の食べ物を多くとるとさらに口の中が酸性に傾き、むし歯のリスクは高まります。酸性に傾いてしまうと歯肉炎にもなりやすく、歯茎から血が出たり腫れたりするなど思いもようなかった症状が起こる可能性が高くなります。

また、つわりで食事の時間が不規則になったり、食事の回数が増えたり減ったりすることもあるでしょう。体調が不安定になりがちで疲れやすいので、食後、歯磨きをしないでそのまま寝てしまうといった、口の中の環境を悪化させる要因も増えてしまいます。

妊娠中に歯が悪くなるのは、このような口の中の環境の変化や、歯のお手入れ自体がしにくくなることが原因なのです。

女性ホルモンは唾液から口の中にも侵入します。歯肉炎や歯周病の人は特に、歯周ポケット（歯と歯茎の境目のすき間）からも女性ホルモンが出てきます。歯周病菌はこの女性ホルモンを好む性質があるため妊娠中は歯周病菌の動きが活発になり、妊娠前は歯肉炎でなかった人でも歯茎に炎症が起こりやすくなります。妊娠中の体調不良で免疫力が低下すると歯茎の免疫力も低下し、ほかの原因と相まって歯肉炎が起きやすくなる傾向もあります。

妊娠中はおなかの中の赤ちゃんのことで頭がいっぱいで、自分の歯や歯茎、唾液の状態の変化に気づきにくいものです。つわりがおさまってくる妊娠４〜５カ月ころにマタニティ歯科検診を受け、治療が必要な場合はこの時期に受けておきましょう。内容は、むし歯の有無、歯茎の状態、口の中の粘膜の状態や、唾液の状態からむし歯や歯肉炎のリスクを調べることもあります。正しい歯の磨き方もしっかりとレクチャーしてもらいましょう。妊娠中だけでなく、出産後のケアや歯科検診の受診の仕方なども相談するとよいでしょう。

治療は妊娠中期に受ける

妊娠中にむし歯や歯茎に腫れ、痛み、出血、冷たいものや熱いものがしみる、唾液が粘っこい感じがするなどの異常があれば歯科医院を受診してください。

治療は妊娠中期以降に行うことが多いです。歯科医院では母子健康手帳を提示し、妊娠中であることを歯科医に伝えましょう。産婦人科医から注意を受けていることがあれば併せて伝えます。できるだけ楽な姿勢で診察を受け、体調や気分が悪くなった場合はすぐに申し出ましょう。

レントゲン検査の際の放射線の被ばく量や、麻酔も気になるところだと思います。歯科治療で使われるレントゲン検査での放射線量はごくわずかで、照射される部位も子宮からかなり離れています。胎児にはまず影響ありませんが、検査時に防護用エプロンを着ける安全策をとる医院も多いです。

麻酔をする場合も使用量はわずかです。歯科で使う麻酔は局所麻酔であり、胎児にはまず影響はありません。妊娠中に限らず、以前に歯科での麻酔でトラブルがあった場合は申し出てください。

抗生剤や痛み止めなどが必要な場合は、妊娠中でも安全に使用できる薬が処方されます。妊娠していることを必ず歯科医や薬剤師に申し出ましょう。

妊娠性歯肉炎に注意

妊娠中の歯周病（妊娠性歯肉炎）は、赤ちゃんに影響することがわかっています。

歯周病の状態で妊娠すると、早産（妊娠22週から37週未満の分娩）や低出生体重児出産（体重２５００グラム未満で赤ちゃんが生まれること）などのリスクが高まります。

歯周病は初期の段階では痛みもなく、ほとんど自覚症状がありません。歯周病は歳を取るものではないかと思われている若い人もいますが、実際には20代でもかかる人はたくさんいます。

妊娠中でも適切なケアを行うことで歯周病は改善します。歯科医院では歯の周りに溜まっている歯石を取り除いたり、歯の入念なクリーニングを行います。また、正しいブラッシング法を教わり、自宅でも適切なお手入れをしっかり行って、歯の周りに棲みついている歯周病菌を少なくしましょう。

生まれてくる元気な赤ちゃんのために、確実な歯周病予防を行ってください。

バランスよく食べる

胎児はお母さんからの栄養をもらって育ち、それ以外の栄養を受け取ることはできません。お母さんの栄養状態は赤ちゃんに反映されます。赤ちゃんの体は急速にできあがっていき、「少し待ってて」ということはできませんから、食事は栄養バランスよくとりましょう。妊娠中特に積極的に取り入れたい栄養は次の4つです。

■カルシウム

カルシウムは赤ちゃんの骨や歯、血液や神経組織などをつくる大事な栄養素です。以前は、妊娠中の食事の基準にプラスの基準量がありましたが、妊娠中はホルモンの影響などでカルシウムの腸からの吸収率が上昇することがわかり、現在は特にプラスしなくてもよいということになっています。

ただ、カルシウムはふだんから日本人に不足しがちなミネラルです。成人女性の推奨量650㎎（2020年度版 食事摂取基準より）をとるためには、乳製品（スキムミルクは低脂肪高カルシウム）、小魚、豆や大豆製品、海草類、緑黄色野菜などカルシウムを多く含む食品を積極的に取り入れるようにしましょう。

赤ちゃんの歯胚（歯と歯周組織のもととなる細胞の集まり）の形成にはカルシウムだけで

なく良質のタンパク質、カルシウムの代謝を助けるビタミンＤやＥ、歯質の基礎をつくるビタミンＡやＣなども大切です。

■葉酸

葉酸は、ほうれん草、大豆、アスパラガス、バナナ、いちご、ブロッコリーなどに多く含まれるビタミンＢ群の仲間で、正常な細胞形成にかかわる重要なビタミンです。

妊娠の１カ月以上前から妊娠12週までの間に葉酸をとると、先天性の神経異常「神経管閉鎖障害」のリスクを減らす効果があることがわかっています。

■食物繊維

妊娠するとホルモンの影響や体型の変化で便秘を訴える人が増えます。食物繊維を多く含む食材を取り入れて便秘解消につとめましょう。

食物繊維は余分なコレステロールの吸着を防ぎ、血糖コントロールも助けます。玄米、レンコン、さつまいも、きのこ類、海藻類、コンニャクなどに豊富です。

■鉄分

妊娠中は赤ちゃんに栄養を届けるため血液量が増えます。しかし、赤血球はそれほど増えないため、赤血球濃度が薄くなり貧血になりやすくなります。妊婦の約30％の人に貧血が見られるといわれるほどです。このことからも、鉄分摂取は、妊娠前の3倍以上を心がけましょう。

鉄分は小松菜やほうれん草、ひじき、レバーなどの内臓肉、赤身の肉、カツオやブリなどの赤身魚に多く、緑黄色野菜と一緒に食べると吸収率が高まります。

ちなみに健康な人の歯茎はきれいなピンク色をしていますが、貧血になると歯茎が白くなることがあります。貧血気味かなと思ったら、一度、鏡で歯茎をじっくり見てみてください。

妊娠中に積極的に取り入れたい食品

カルシウムを多く含む食品

牛乳コップ　一杯	200mℓあたり	約220mg
しらす干し	10gあたり	約50mg
サバの水煮缶　一個	100gあたり	約260mg
小松菜(ゆで)小鉢　一杯	50gあたり	約80mg

カルシウムの吸収を助ける食品

豆腐
ピーナッツ
まいたけ
キウイ
さつまいも

葉酸を多く含む食品

モロヘイヤ	ゆで100gあたり	2.5mg
枝豆	ゆで100gあたり	2.6mg
アスパラガス	ゆで100gあたり	1.8mg
パセリ	100gあたり	2.2mg

鉄分を多く含む食品

小松菜	70gあたり	2.0mg
ほうれん草	70gあたり	1.4mg
豚レバー	60gあたり	7.8mg
鶏レバー	60gあたり	5.4mg
カツオ	80gあたり	1.5mg

引用：日本食品標準成分表

診察室より

歯の質や歯並びの遺伝

「私は歯が弱いので、生まれてくる子どもに遺伝するでしょうか？」という質問を受けることがあります。私は「歯の質は一部は遺伝であり、一部は遺伝ではありません」とお答えしています。

遺伝で決まるものは基本的には変えることはできませんが、生活環境など後天的な要因で質を向上させられるものもあります。唾液の質もその一つです。ねばついた感じの唾液で、さらに唾液の量が少ないタイプは、自分の唾液で口の中を浄化する作用（自浄作用）が低く、むし歯になりやすい傾向があります。唾液の質や量は病気やストレスが高い生活環境にあると低下するので、ストレスのない環境をつくり、生活していくことでむし歯のリスクを下げることができます。

たとえ、遺伝的にむし歯になりやすい歯の質を持っていたとしても、むし歯菌を増やさない食生活や歯と歯茎のケアで抑えることができます。逆に、むし歯になりにくい歯の質を持っていたとしても、家族で一緒に生活していれば、食の傾向や口腔ケアへの取り組みも似てきます。状況によってはむし歯になりやすくなってしまうことは大いにあり得ます。

子どもは歯の質が未熟なので、親と同じように糖分にさらされる食生活を送っているとむし歯のリスクを上げてしまいます。生活環境を考え、単に歯磨きの習慣をつけるというだけでなく、食習慣の改善、歯の質を強化するフッ素の利用、プロによる定期的なクリーニングなどを行うことにより、口の中の環境をよい方向へと導くことができます。

また、唾液検査ではどのようなタイプでむし歯になりやすくなっているかがわかり、むし歯のリスク回避につながります。

歯並びは、遺伝的な要素と遺伝以外の後天的な要素があります。遺伝するのは歯や唾液の質といった体質的な部分や、骨格、歯の大きさや形（角ばっている・丸みがあるなど）といった形状などです。また、歯の質の強さも歯の表面のエナメル質の形質によるため遺伝的なものとなります。

例えば下顎が上顎より前に出ている一般的に「受け口」といわれる「反対咬合《はんたいこうごう》」は、骨格的要素のある咬み合わせの異常の代表的なものです。しかし大変興味深いことですが、兄弟でも歯並びが全然違っていたり、両親ともに受け口ではないのに子どもは受け口だったりと非常にバリエーションが多いのが実際のところです。これは、受け口という咬み合わせが遺伝的な要因だけで起きているのではないことを示唆しています。

ほかにも、乳歯から永久歯に生え変わる順番が理想的な順番と違っているなど、歯並びの変化として咬み合わせの異常が表れることがあります。このような状態がみられる場合も、歯列矯正の必要性やタイミングを判断するために、幼少期から歯科医が継続して見ていくことがとても大事です。

■唾液検査

唾液検査では、ミュータンス菌とラクトバチラス菌について調べます。

ミュータンス菌の検査は専用のスティックで舌の表面に軽く当てるだけなので、幼児（歯が生えてきたら検査可能）でも受けられます。この検査では、むし歯菌の一つであるミュータンス菌がどれくらい口の中にいるのかがわかります。菌が増えてしまった原因やどうしたら減らしていけるかなど、むし歯の予防計画を立てていくことができます。

ラクトバチラス菌の検査は、味のないガムを噛んで行うため、ガムを噛める年齢になったら検査可能となります。ラクトバチラス菌は、ミュータンス菌がつくってしまったむし歯を進行させる菌です。この菌がどれくらい口の中にいるかがわかることで、むし歯の進行しやすさを知ることができます。

第3章　乳・幼児期

乳・幼児期（乳歯列期）のポイント

●口の中のようす

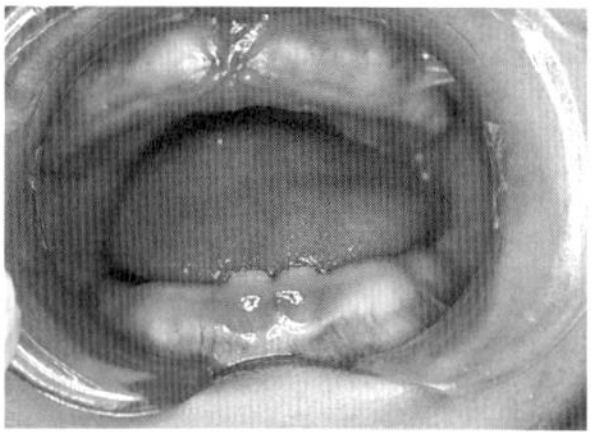

生後７～８カ月ころ
下の前歯が生える。

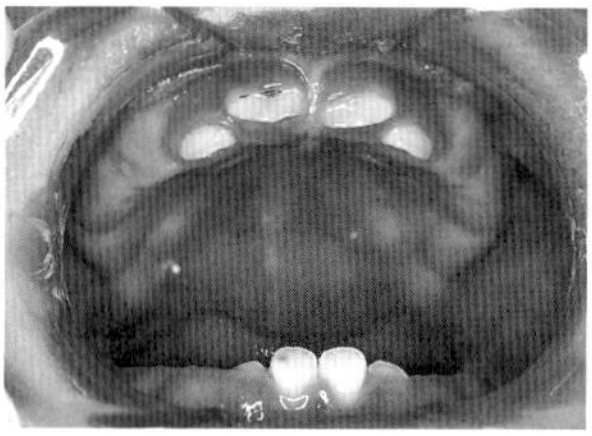

１歳ころ
上下４本の前歯が生える。

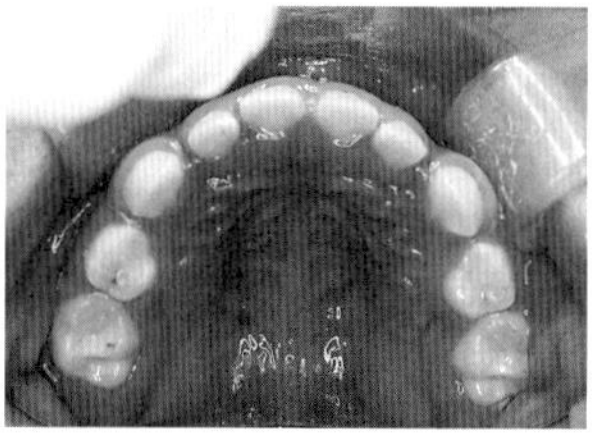

２歳半～３歳ころ
上下合わせて 20 本の乳歯が生えそろう。

●歯のケア

- ６～９カ月ころから３～４カ月に１度、歯科検診に行く。
- 歯が生え始めたら歯磨きを始める。

・歯ブラシを持てるようになったら一人磨きの練習を始める。
・仕上げ磨きのときデンタルフロスも通す。
・3歳くらいになったらブクブクうがいを練習する。
・フッ素入り歯磨きやキシリトールを利用する。

●注意すること

・離乳食は口移しで与えない。
・3歳ころには指しゃぶりを止めるようにする。
・離乳食は月齢ではなく噛む力に合わせて進める。
・おやつは時間を決めて食べる。
・歯ごたえのあるものを取り入れ、噛む習慣をつける。
・食事のとき、水やお茶を飲みながら食べず、食後に飲む。
・乳歯の奥歯の隣接面は汚れがたまってむし歯になりやすいため、ていねいに歯磨きをする。

●こんなときは早めに受診を

・1歳を過ぎても乳歯が生えてこない。
・舌を出す癖が見られる。
・口呼吸をしている。
・乳歯にむし歯ができたとき。

乳・幼児期の歯の成長

3歳くらいまでに乳歯が生えそろう

生後7～8カ月ころ、赤ちゃんに初めての歯が生えます。下の真ん中の前歯（下顎乳中切歯《かがくにゅうちゅうせっし》）です。

1歳ころには上4本、下4本の前歯が生え、2歳半から3歳くらいまでに上下合わせて20本の乳歯が生えそろいます。なお、最初の永久歯である第一大臼歯が生えるのは6歳ころで、「6歳臼歯」と呼ばれています。

歯が生えてくる時期や順番などは個人差があるので、ほかの子どもや標準と多少違ってもあまり心配をする必要はありません。

乳歯の生えてくる順番と時期

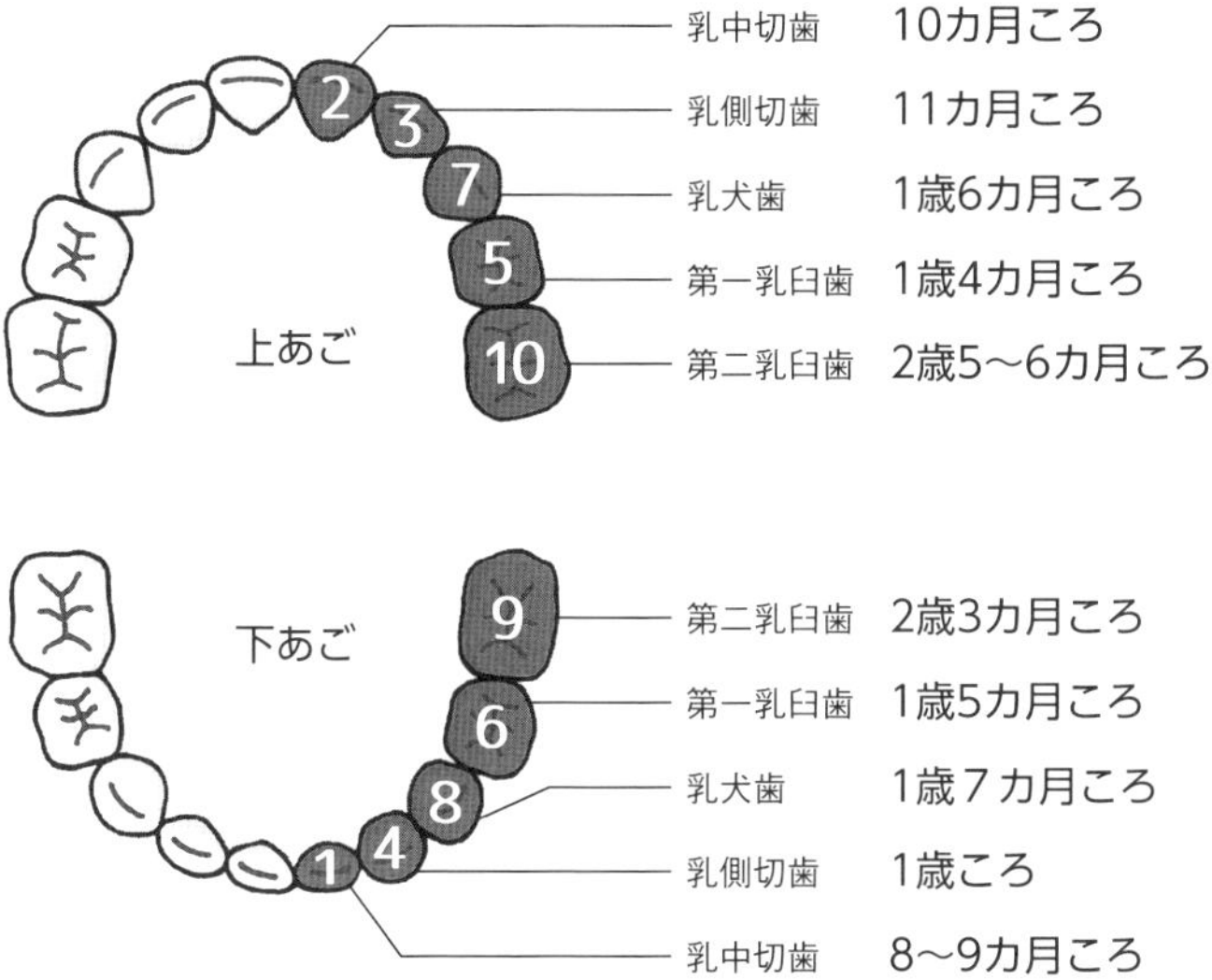

乳歯の生えてくる時期と順番には個人差がありますので、あくまで参考とし、過度な心配はせず見守っていきましょう。

乳・幼児期に知っておきたいこと

むし歯

■乳歯はむし歯になりやすい

子どもには、3回むし歯になりやすい時期があり、これを「感染の窓」と呼んでいます。1回目は乳歯の奥歯（乳臼歯《にゅうきゅうし》）が生えそろう1歳7カ月から2歳7カ月ころ、2回目は初めての永久歯「6歳臼歯」が生えてくる6歳ころ、3回目は「12歳臼歯」が生え、永久歯が生えそろう13歳ころです。

乳歯は永久歯に比べてエナメル質が柔らかく薄いため、むし歯になりやすいという特徴があります。特に1回目の感染の窓は、大人からむし歯の原因となるミュータンス菌に感染するピークです。

むし歯の本数も大事ですが、発症部位も大事です。下の前歯や哺乳瓶使用によるむし歯があるかどうかが大事です。下の前歯は、一般的にはそれほどむし歯になりやすい部位ではありません。もし下の前歯にむし歯ができているのであれば、少しむし歯になりやすいタイプなのだと認識しておくとよいでしょう。

■乳歯のむし歯は痛くない

乳歯のむし歯は痛みが少なく、だいぶ進行しないとわからないことが多く、しかも見ただけでむし歯かどうか見分けるのは難しい場合もあります。特に「歯と歯の間」や、「奥歯の咬み合わせの溝の奥」にできたむし歯は、歯科医でも判別が難しい場合があります。歯と歯の間を調べるためのレントゲン撮影も有効です。

保育園や幼稚園に通い始めて、それまで家で与えていなかったおやつを食べるようになったり、園で歯磨きの習慣がないということで、初めてむし歯をつくってしまうというケースも見られます。

■乳歯のむし歯治療

乳歯のむし歯もきちんと治療する必要があります。いずれ永久歯に生え変わるからといって放置すると、その後に生えてくる永久歯の歯の質や歯並びに悪い影響を与えます。また、5歳ころから永久歯が生えそろうまでは、口の中で乳歯と永久歯が混在します。むし歯の乳歯をそのままにしていると、口の中の環境はどんどん悪くなってしまい永久歯までむし歯になりやすくなってしまいます。「どうせ抜けるから」と放置せず、むし歯は歯の病気の一つと認識して、きちんと治しましょう。

痛みなどがない場合は3歳くらいまでは積極的な治療は控え、定期検診時にチェックしながらむし歯の進行止めを塗ってようすをみる場合もあります。小さい子どものむし歯治療は大人のむし歯治療とは全く異なる技術も必要です。定期的な検診でむし歯の進行がとどまっている場合などはようすを見ていくこともありますが、進行が早い場合は年齢が低くても積極的なむし歯治療をやらざるを得ない場合もあります。年齢だけで区切るのは難しいですが、3歳くらいになって歯医者さんでの治療について少し理解できるようになれば治療がスムーズにいくことも多くなってきます。

乳歯のむし歯

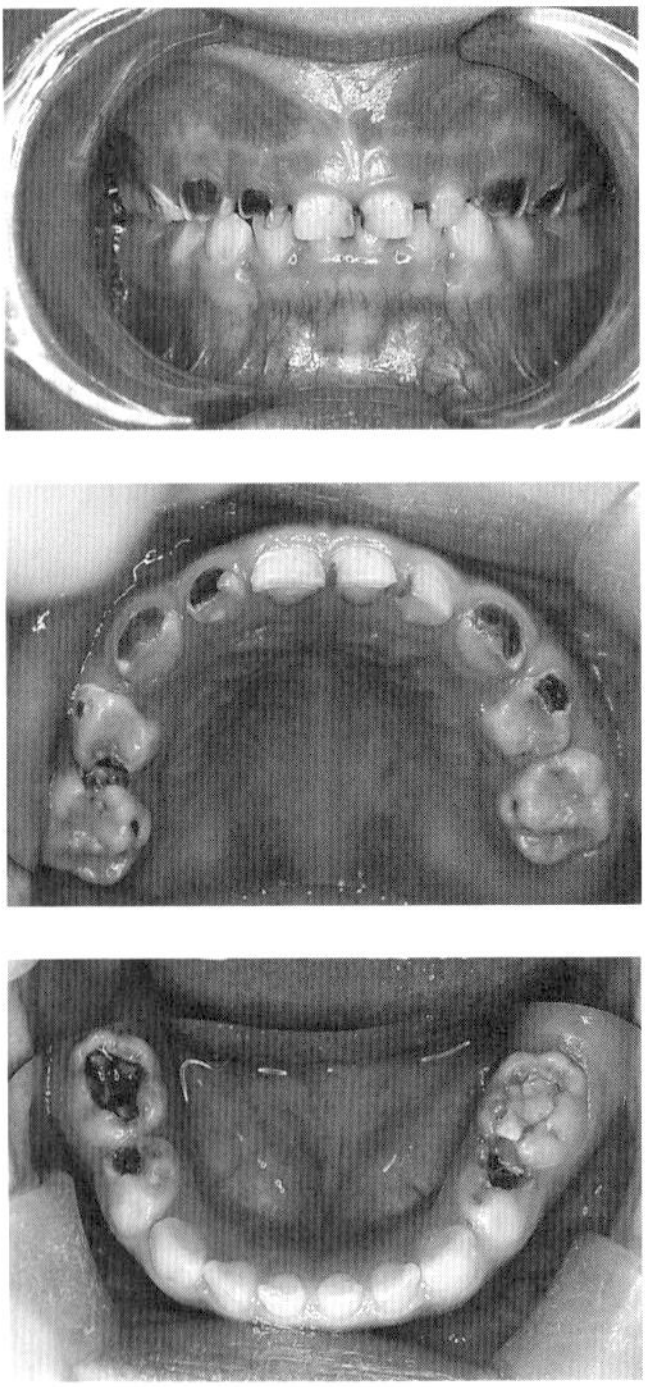

「どうせ抜けるから」とむし歯を放置してしまった乳歯。

口移しで食べ物を与えない

生まれたばかりの赤ちゃんには、むし歯菌は存在しないといわれています。あまり知られていないことかもしれませんが、むし歯は一種の細菌感染です。

では、むし歯菌はどこからやってくるのでしょう？　実はお母さんをはじめとする周りの大人たちからです。大人のむし歯菌が赤ちゃんの口内へ移り、歯についた糖分をエサにしてむし歯菌が酸を発生させます。この酸が歯の表面のエナメル質を溶かして穴を空けます。

むし歯のあるお父さんやお母さんが赤ちゃんに口移しで食べさせると、むし歯をうつしてしまうことになりかねません。口移しで食べ物を与えるのはやめましょう。

お父さんやお母さんのスプーンや食器を赤ちゃんと共有すると、むし歯菌がうつるともいわれています。むし歯菌がすみ着いてしまう可能性の高い時期（３歳くらいまで）は、食器やスプーン、おはしなどを大人と共有して使うのは避けましょう。フーフーと息を吹きかけて冷まして与えるのは子どもを思いやっての行為ですが、息の中にむし歯菌が含まれている唾液が混入している可能性があるので避けた方がいいでしょう。スキンシップは大切なので神経質になりすぎる必要はありませんが、できる限りむし歯菌の感染を防ぎたいものです。

お父さん、お母さんは自分の歯のクリーニングをしっかり行い、むし歯を感染させないようにしましょう。

指しゃぶりの卒業

1～3歳くらいで離乳が完了すると、歯を使って咀嚼できるようになります。吸ったりしゃぶったりすることは、機能の発達面からいうと意義が薄れていきます。

一方で指しゃぶりやおしゃぶりは、緊張や不安を解消する意味があります。4歳を過ぎて言葉や行動で自分の感情や意志を表現することができるようになると、指しゃぶりやおしゃぶりは減っていくといわれています。

指しゃぶりやおしゃぶりが癖になってやめられなくなっている場合は、上顎前突や開咬、過蓋咬合などの不正咬合（160頁）を予防するためにも注意が必要です。

指しゃぶりをやめさせるときは、

①子どもが指しゃぶりをやめる大変さを理解してあげる。
②指しゃぶりを否定しない。
③やめたいという意志を確認してから指導を始める。
④寝る前はしない。

など小さな目標を設定し、できたときには必ずほめてあげてください。

授乳と卒乳

赤ちゃんは授乳中、とても安心して心穏やかになります。授乳後はぐっすり眠るので、寝かせるためにも授乳は大事です。母乳に含まれてる乳糖はむし歯をつくる元になる酸が入っていないので、むし歯になる心配もありません。

しかし、離乳食を食べるようになってくると、食べ物と母乳が相まってむし歯のリスクは高くなります。食後に仕上げ磨き（73頁）をして、できるだけ食べ物が口の中に残っていない状態で授乳すると、そのまま寝入ってしまってもむし歯になるリスクは減少します。

卒乳は昔に比べるとやや遅くなっているという調査結果があります。

個人差は大きいですが、１歳から１歳半くらいで卒乳するのが目安です（「授乳・離乳の支援ガイド」※より）。酸蝕症（86頁）のリスクや、感染の窓（66頁）を考慮すれば、やはり１歳半くらいで卒乳するのが望ましいといえるでしょう。

ただし無理は禁物です。１～３歳ころは心身の発達が著しく、子どものストレスが大きくなります。その時期の授乳は心のすき間を埋め、強い快感や安心を与えてくれるものです。無理やり卒乳すると、指しゃぶりやぬいぐるみなどにこだわりが移る場合もあるため慎重な対応が必要です。

卒乳が遅れている子どもの多くは、就寝前や夜間の授乳が最後まで残るといわれています。

静かにして部屋を暗くしたり、子守歌を歌うなどスムーズに入眠できるような工夫が大切になります。

※「授乳・離乳の支援ガイド」（厚生労働省）
http://www.mhlw.go.jp/content/11908000/000496257.pdf

乳・幼児期の歯のケア

食後の歯磨き、仕上げ磨きを習慣に

■歯が生え始めたら仕上げ磨きをスタート

乳歯の前歯が生え始めたら、歯磨きの習慣をつけ始めましょう。

ファーストステップは、お父さんやお母さんによる仕上げ磨きです。子どもをあお向けに寝かせ、頭を親の膝の上に乗せます。むし歯の原因となる食べかすを除去することが大事です。

歯が生えてきたら清潔なガーゼを指に巻き、歯と歯茎を拭きます。上唇の裏を触ると嫌な感じがするので無理はしないでください。慣れてきたら乳児用の歯ブラシでチョンチョンと歯に触れ、１本５秒くらいを目安に歯を見ながらやさしく磨きます。全部磨けたら、上唇をめくってミルクや食べ物のカスがついていないかを確認します。ブクブクうがいができるまでは、最後にきれいなガーゼで拭きます。「きれいになったね。上手にできたね」とほめてあげることも忘れないでください。

最初は子どもの機嫌のよい時間帯や保護者の余裕のあるときに行い、慣れてきたら毎食後に行うのが理想です。寝ているときは唾液の分泌量が減少してむし歯菌が繁殖しやすくなります。少なくとも就寝前には必ずしてあげましょう。

■歯ブラシを持てるようになったら一人磨きを教える

歯ブラシを持てるようになったり、大人の真似をしたがったら子ども用歯ブラシを用意し、自分で口の中に入れさせて歯磨きに興味を持たせましょう。

この時期は何でも口に入れる時期ですが、歯ブラシを入れることを嫌がる子どももいます。少し慣れるよう根気も必要です。歩けるようになってからは、きちんと座らせて、子どもから目を離さないようにします。子どもの口の中のけがのうち、歯磨き中に起こる事故によるものは数多くあります。歯磨き中に転倒し、口の奥や喉に歯ブラシが刺さってしまうなど、大きなけがにつながることもあります。子どもは予想外の行動をすることもありますので、必ずそばについていてあげましょう。

乳歯が生えそろう3歳ぐらいまでには、一人磨きが上手にできるように教えてあげてください。正しい歯の手入れを身につけるために、歯科医院で歯ブラシの指導を受けることもおすすめします。

一人磨きのあとは仕上げ磨きをします。仕上げ磨きはいつまで必要ですか？　という質問をよく受けます。小学校に入るまでなどさまざまな意見がありますが、私はできるだけ長くしてあげるのがよいと思っています。大人でも、自分ではしっかり磨けているつもりでも磨き残しはあるものです。子どもの一人磨きではなおさらでしょう。しっかり磨けているお子さんもいますが、自分以外の人の目でもう一度確認するというのも大事なことだと思います。

■仕上げ磨き・一人磨きの進め方

①歯が生えてくる前の準備

歯が生えたときに突然歯磨きを始めると嫌がられることが多いので、6～8カ月、初めての歯が生える前に、口の周りを触られることに少しずつ慣れさせていきます。手のひらや指で頬や唇をなでたり触ったりします。次に清潔にした指で歯茎を触ります。歯が生えてきているかもチェックします。

②歯が生えてきたら行う仕上げ磨き

まだ乳歯の本数が少ないころは、やさしくガーゼなどでぬぐうところから始めます。フッ素の入った歯磨き剤もできれば使いましょう。フッ素イオンのスプレーやジェルを利用するのもよいでしょう。ガーゼを指に巻いて口の中をやさしくぬぐいます。歯茎が弱いのでごしごし磨かないように注意しましょう。上唇小帯（上唇の裏にあるヒダ）など引っかけやすいところは指を添えて行います。

③歯が生えてから2歳くらいまでの仕上げ磨き
ブクブクうがいの練習をしたり、保護者が磨いている姿を見せて一人磨きの準備をしていきましょう。

④3~5歳くらいの一人磨きと仕上げ磨き
乳歯が奥歯まで生えそろいますが、初めての永久歯（6歳臼歯）が出てくるまでは歯列が不安定です。一人磨きを始めますがまだ全部きちんと磨けないので、仕上げ磨きをしっかりしてあげましょう。

⑤6歳ぐらいからの一人磨きと仕上げ磨き
上手に一人磨きができるようになる子もいますが、きちんと磨けているか必ず保護者が確認しましょう。歯ブラシは歯並びに応じて、歯科医院で選んでもらうと安心です。6歳臼歯や、生え替わりが始まる前歯はとても磨きにくいので、ポイント歯ブラシ（毛先のとがった三角形の形をしている歯ブラシ）などを併用するなど工夫が必要です。歯が生えたてのころは歯茎が弱いので、硬い歯ブラシでごしごし磨かないように注意しましょう。

一人磨きのやり方

歯ブラシは毛の部分が子どもの歯2本分程度の幅のものを選びます。歯磨きの順番、歯ブラシの入れ方、当て方を教えてあげましょう。奥歯の裏は歯ブラシを横から入れます。

仕上げ磨きのやり方

子どもの頭を膝の上に乗せ、頭を固定します。頭を動かしてしまうようなときは両腿で子どもの腕を固定して頭を挟みます。歯ブラシは、子どもの口の中に保護者が歯ブラシを入れやすいように、ヘッドの部分は小さく柄が長いものを選ぶとよいでしょう。鉛筆を持つときのように歯ブラシを持ち、歯ブラシの毛先を歯に直角に当て、弱い力で横に小刻みに動かして磨きます。

仕上げ磨きの姿勢

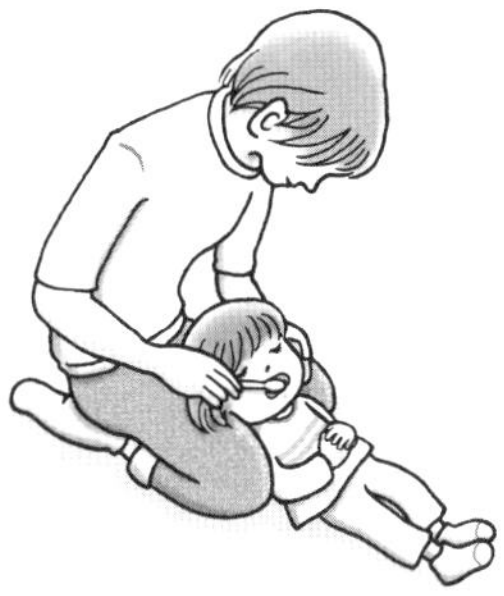

寝かせ磨き
子どもの頭を膝の上に乗せ、頭を固定する。

初めての歯科検診

歯が生え始める6～9カ月ころには初めての歯科検診を受け、むし歯にならないためのアドバイスをしてもらうと安心です。その後は3～4カ月に1回のペースで受診するのが理想です。

むし歯のことだけでなく、子どもが歯科医院の雰囲気に慣れるためにも、また、家庭での歯と口のケアが適切かどうか、食習慣で見直すべきところはないかなどを確認してもらうつもりで受診してみてはいかがでしょう。歯科医や歯科衛生士は歯が順調に成長しているか、歯列や顎の発達に問題はないかをチェックします。

子どもの歯科医院選びに迷う人も多いようです。初めての歯科検診は小児歯科を標榜している医院を選ぶのも一案です。赤ちゃんや子どもを診る体制が整っている歯科医院もありますし、手早く診察ができるように介助スタッフを手厚く配置しているところもあります。子どもだけを診る小児歯科クリニックなら、自分の子の泣き声が響いてしまっても気にすることもありません。

私たちのクリニックでは、赤ちゃんはお母さんと一緒に診察台に上がってもらい診察を受けていただくこともあります。お母さんの顔が見えると赤ちゃんが安心するためです。イヤイヤ期の子どもは歯科医院で暴れたり泣き叫んだりするのがふつうです。スタッフは慣れていますし、激しく動いたりしてもスピーディーに安全に診察する訓練をしていますので、過度に心配はしなくても大丈夫です。

お子さんにとって、歯医者は未知の場所ですので、緊張して大泣きしたり暴れたりすることを想定すると、受診直前の飲食は控えた方がいいでしょう。また、汗をかきすぎると脱水症状になることもあるので、温度調整しやすい服装で受診してください。

歯科衛生士が磨き残しのチェックや、歯磨き指導をしてくれるのも歯科検診のメリットです。仕上げ磨きを嫌がる子どもでも、歯科衛生士の言うことは素直に聞くというケースはよくあります。

小さいころから歯科検診に行っていると、それが当たり前になり、大人になってからもきちんと検診に行き、しっかりメンテナンスを行うようになると思います。

親が歯科検診に行くことに積極的な姿を見せたり、子どもと一緒に親自身も検診を受けるなどもとてもいいことだと思います。ぜひ実行してみてください。

離乳食は噛む力に合わせて進める

赤ちゃんには母乳やミルクを飲む力は備わっていますが、噛んで食べる力（咀嚼力）は、成長に合わせて離乳食を進めることで獲得していきます。歯が生える時期は個人差が大きいので、月齢よりも「歯の生え方を確認して硬さや大きさを変えていく」のが離乳食調理の基本です。

生後7〜8カ月になると下の真ん中の前歯（下顎《かがく》乳《にゅう》中《ちゅう》切歯《せっし》）が生え、赤ちゃんは唇や舌や下顎を動かして食べ物を押しつぶし、口をモグモグしはじめます。離乳食は舌でつぶせる硬さ（指で軽くつぶせるくらい）に調理して与えましょう。この時期に歯茎でなければつぶせない硬さ（少し強い力の指でつぶれるくらい）のものを与えると、口に溜まっているものを吐き出してしまったり、丸呑みの習慣の引き金になることがあるので注意が必要です。

上の前歯が生えそろうと舌が口の中におさまり、唇、舌、下顎の運動が著しく発達します。1歳前後くらいになって上下の乳切歯8本が生えていることが確認できたら、歯で噛みつぶせる硬さの離乳食を用意しましょう。食べ物の大きさや硬さの情報は、主に奥歯の歯根膜にある感覚（圧）受容器から脳に送られ、どのくらいの力で咀嚼すればよいか、どのくらい噛めばいいかなどを知らせます。前歯が生えていても、奥歯でないとつぶせない硬さのものを与えると、丸呑みの習慣や、硬いものでなければ噛まない子になる可能性が出てしまいます。

おやつはとり方に注意する

甘いものは歯に悪いというのは定説のように思われていますが、実は甘いものだけが歯の敵ではありません。甘いものがむし歯菌のエサになり、活性化して出される酸が歯の表面を溶かしてむし歯をつくるというのは本当のことです。しかし、甘いチョコレートやキャンディだけでなく、ピーナッツ１粒でもむし歯のエサになるのです。

糖分の量が問題であるだけではなく、口の中にどれだけ長く滞在したかということです。食後、酸性に傾いた口の中を中和させてくれるのが、唾液です。間をあけずに食べ物を入れてしまうと、せっかく中和しかかった口の中が再び酸性に傾き、むし歯のリスクにさらされることになってしまいます。

おやつは何をとるかも大切ですが、食間をあけることも心がけましょう。口の中のpHはふだんpH６・５～７くらいです（pH７が中性、７より下になると酸性）。食後はpH５・５くらいに傾いてしまいますが、これは歯の表面のエナメル質が耐えうる限界値です。唾液で中和され、溶けかかっていた歯の表面が再石灰化されるには少なくとも30分はかかるので、おやつはだらだら食べ続けないこと。食べるなら食後すぐにデザートとして食べ、次の食事までは何も食べない。このようにおやつを食べるタイミングを守るだけでもむし歯のリスクはグッと下がります。

歯ごたえのあるものを取り入れ、噛む習慣をつける

よく噛むことは、噛む能力を上げる訓練になります。ほんの少し心がけるだけで噛む回数を増やすことができます。

■食物繊維の豊富なもの、弾力のある食材を選ぶ

歯ごたえがあるもの＝硬いものとは限りません。ポイントは「噛みごたえがあって噛む回数が増える食材」です。海藻やきのこ類など食物繊維の多いもの、肉なら挽肉より薄切りやブロックの方が弾力があります。

■複数の食材を組み合わせて調理する

単品素材の料理より、複数の素材を組み合わせて調理した方が口当たりや味の違いを感じ取ろうとして自然に噛む回数が増えます。和え物や煮物も、根菜だけとか葉物だけというより、いも類、肉類、豆類などを組み合わせると噛みごたえが豊かになります。

■大きく切り、加熱しすぎない

食材が大きいほど咀嚼力が必要です。もちろん大きすぎではいけませんが、食材を大きめ

に、形をそろえすぎないように切るだけで噛む回数が増えます。また、煮込み料理や油を使った料理（フライやムニエルなど）は楽に飲み込めてしまいます。調理はしっかり噛んで唾液を混ぜて飲み込む、焼き魚やサラダなども取り入れましょう。

■薄味を心がける

薄い味つけにする方がよく噛むようになります。塩分や甘みが強いものは味を感じるのに時間がかからないため、あまり噛まずに飲み込む傾向があるからです。薄味にして、よく噛んで素材の味を確かめながら食べましょう。

■水やお茶は食後に飲む

水分を流し込みながらものを食べると、よく噛まず飲み込んでしまいがちです。食事のときに水やお茶を用意せずに、食後にとるようにしましょう。

乳・幼児期にみられるトラブル

歯について

■歯の数が多い・少ない

歯の本数が通常より多い「過剰歯《かじょうし》」は、むし歯のチェックや乳歯から永久歯に生え変わるときのレントゲンを撮影した際に偶然発見されることが多く、パッと見ただけではわかりません。永久歯が生えてくる時期に発見されることが多く、見つかった場合は抜歯することもありますが、永久歯の発育を妨げないことを最優先して判断します。

生まれつき歯の数が足りない「先天性欠如歯《せんてんせいけつじょし》」は、永久歯に見られることが多いです。レントゲン撮影をすると乳歯の下には永久歯の元になる「歯胚《しはい》」が確認できるので、将来生えてくる永久歯のある程度の位置や数がわかります。乳歯の先天性欠如歯は永久歯に比べて少ないですが、上顎乳側切歯、下顎乳中切歯・側切歯に見られることがあります。これらの歯が足りているか足りていないかについては、保護者が口の中を見ていてもなかなかわからない場合があります。

なお、乳歯の先天性欠如歯は、後から生えてくる永久歯も欠如しやすい傾向があります。

■歯の間にすき間が空いている

上の乳側切歯と乳犬歯、下の乳犬歯と第一乳臼歯の間、前歯と前歯の間にすき間ができることがあります。永久歯が生えてくるときのスペースを確保するために顎が発達することで起こる現象なのでそのままようすを見ます。

先天性欠損（永久歯）

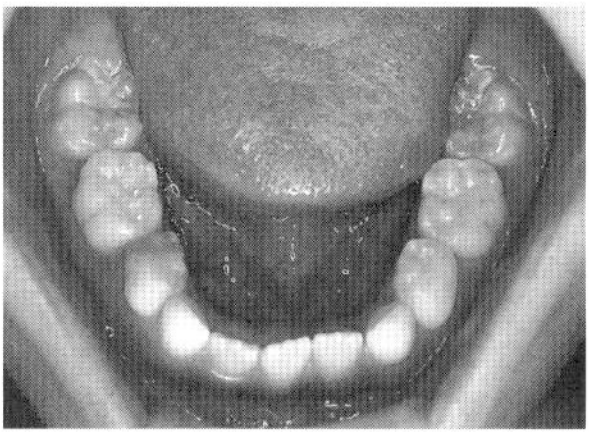

下の前歯が１本足りない。

歯の間にすき間が空いている

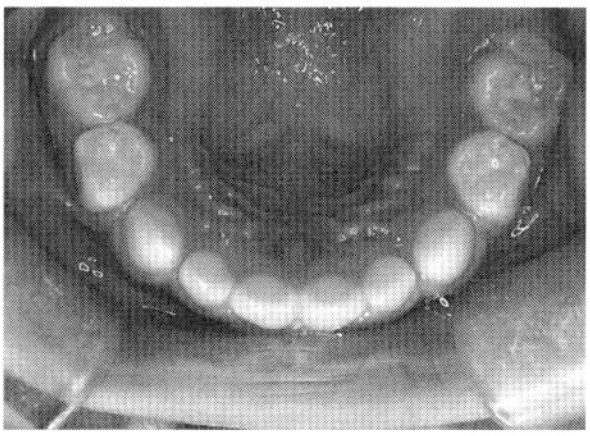

これくらいすき間があると永久歯も並びやすい。

■奥歯の間が詰まっている

４歳ころ、一番後ろの乳歯の奥に永久歯の第一大臼歯が生える準備が始まると、乳歯の奥と奥歯の間が詰まってくることがあります。成長の過程で起こる自然の歯の移動なので心配はいりません。

■歯が溶けてくる

酸性度の強い食べ物や飲み物にさらされると歯が溶けて傷んでしまうことがあり、これを「酸蝕症《さんしょくしょう》」といいます。食生活の変化などにより幼児にも酸蝕症が見られるようになりました。幼児の酸蝕症は大人に比べて短時間で発生するのが特徴です。

歯の角がなくなったり、歯が透けて見えたり、咬み合わせ部分の歯の表面がへこんでいるなどの症状が見られたら酸蝕症の始まりかもしれません。酸蝕症の歯に対して早急な処置が必要ということはありませんが、食生活を見直す必要があるかもしれません。

また、歯ぎしりの強い子どもの歯も削れて似たような状態が見られることがあります。歯科医院を受診する際に、歯の状態を診てもらい、適切なアドバイスを求めましょう。

酸蝕症

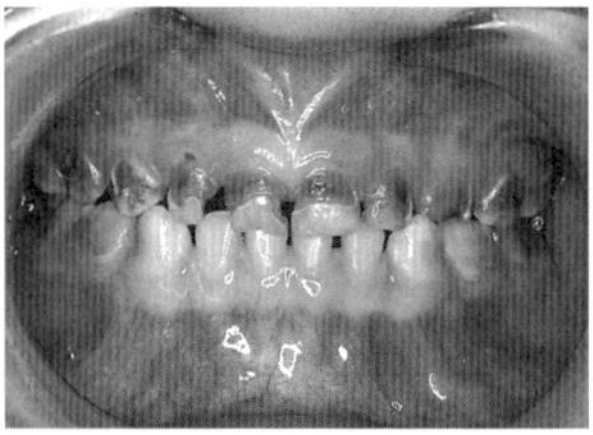

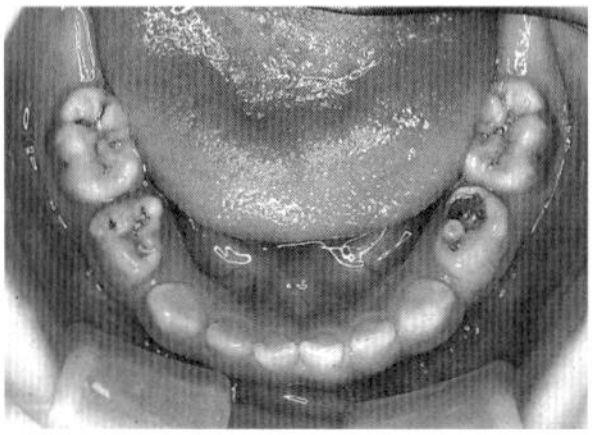

歯の表面のエナメル質がすり減り、象牙質が透けて見えている。

歯ぎしりの強い子どもの歯

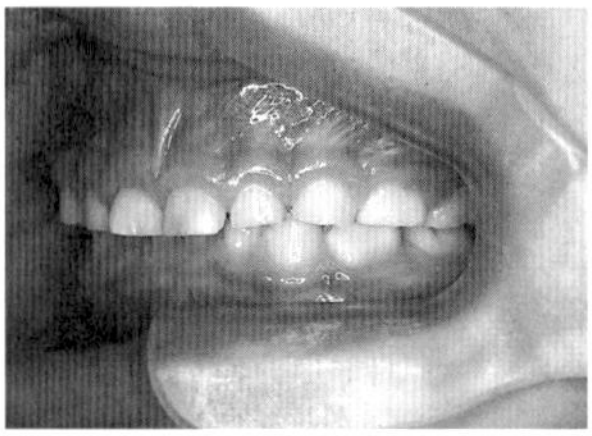

強い歯ぎしりのため上の歯が削れている。

■奥歯の隣接面にむし歯ができる

４～５歳くらいに多くなるのが、乳臼歯の隣接面のむし歯です。歯と歯の間に汚れが溜まったままになっていることが原因です。歯磨きをきちんとやっているつもりでも、歯と歯の間は磨き残しがあります。大人でもむし歯になりやすいのは歯と歯が隣接する部分です。子どもも大人もデンタルフロスを使って歯と歯の間をきれいにすることが、隣接面にむし歯をつくらないための秘訣です。

また、乳歯の場合は歯と歯の間にある程度すき間があるくらいが理想なのですが、歯と歯の間がきっちり詰まっていて食べ物が詰まりやすい子もいます。この場合はのちの歯並びに影響することも考えられますが、まずはむし歯をつくらないように気をつけることが大切です。

むし歯が増えて歯と歯の間が欠けると、そこに歯が寄ってしまいます。イメージしにくいかもしれませんが、歯は動いていくものです。歯と歯の間の部分の歯が欠けることによって、そのすき間を埋めるように歯が寄ってきます。ずいぶん先のことですが、次に生えてくる永久歯の場所を確保するとき不利に働いてしまうので、歯並びや咬み合わせの観点からも奥歯の隣接面のむし歯は避けておきたい状況です。「子どもの口の中を見ていて黒いところがあり、むし歯かなと思い来院しました」という患者さんが多く見られます。歯と歯の隣接する部分にできるむし歯は大変発見しにくいので、口の中はよく観察するようにしましょう。

■乳歯の裏から永久歯が出てきた

5歳を過ぎるころ、下の乳中切歯がグラグラ揺れて永久歯が生える準備が始まります。このとき乳歯が抜ける前に永久歯が生えてしまい、歯が二列に並ぶ「二枚歯」の状態になることがあります。特に、下の前歯の乳歯が抜けて、永久歯が生えてくる段階で起こることが多いです。生えてきた永久歯を見て、ずいぶん大きな歯だと感じる人が多いのですが、下の歯の場合、乳歯の幅の1・5倍近く永久歯の方が広いので、大きさの問題はほとんど心配ありません。むしろ、次の永久歯が生えてくる場所が狭すぎて並び切らないせいで二重に生えてしまうことが多いです。永久歯が生えてきても抜けるはずの乳歯がなかなか抜けない場合は、乳歯を抜歯する必要があります。

二枚歯

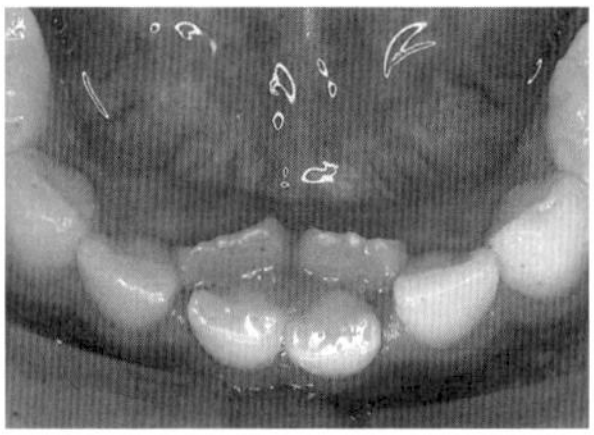

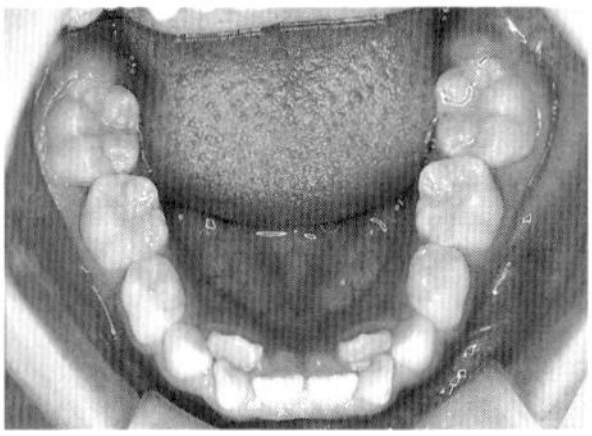

乳歯が抜けないで永久歯が萌出してくる。

■歯がくっついている

歯が形成されるときに隣り合う2本の歯がくっついてしまい、歯と歯がくっついて1本の歯のように生える歯を「癒合歯《ゆごうし》」といいます。乳歯の下の前歯によく見られ、生後6カ月ころから歯の形で気づくことが多いようです。歯が大きく見えたり、歯が1本少ないようにも見えます。歯の表面だけくっついたものを「癒着歯《ゆちゃくし》」、歯の内部の象牙質まで深くくっついているものを「融合歯《ゆうごうし》」、一つの歯胚（歯の種）が分裂したものを「双生歯《そうせいし》」と分類します。

癒合歯が生えてきた場合、その下から生えてくる永久歯2本のうち1歯が生えてこない可能性があります。癒合歯が見られたら歯科医院でレントゲンを撮り、今後起こり得ることについて説明を受けると安心です。

■咬み合わせが悪い

乳・幼児期に気づく咬み合わせの不正は、主に下の歯が上の歯より前に出て受け口になっている「反対咬合《はんたいこうごう》」、奥歯を噛み締めたとき上の前歯が下の前歯に深く覆いかぶさっている「過蓋咬合《かがいこうごう》」、奥歯を噛み締めたとき前歯が咬み合わない「開咬《かいこう》」などです。

反対咬合は、すべての乳歯が生えそろう2～3歳ころにすでにわかる場合があります。その後の顎全体の成長に影響することも考えられるので、できれば早めに治療に取りかかる方がよいと判断されます。現在は比較的簡便な装置で治せる場合もあり、3歳ころから治療をスタートできることもあります。奥歯がきちんと咬み合っている場合は、永久歯の前歯が生えてくる時期まで治療を待つこともあります。このように反対咬合の状態はさまざまで治療をスタートする時期も個々に違いますが、上下の歯を咬み合わせたときに下の歯の方が上の歯より外側にあるなと思ったら歯科医院で咬み合わせのチェックをしてもらいましょう。

過蓋咬合は、3～5歳ころに見られるようになります。一見すると歯はきれいに並んでいることが多いため、見つけづらいこともあります。上下の歯が咬んだ状態で上の歯が下の歯を覆いすぎていて、下の歯が隠れて見えなくなっているような場合は過蓋咬合の可能性があります。

乳児期の指しゃぶりや、ものをなめたりしゃぶったりする行動が少なく、口腔周囲の筋肉への刺激がとぼしいまま成長した場合に、口腔周囲が過敏になって唇が過度に緊張することなどが原因です。過蓋咬合は上下の顎の不調和や口呼吸などを招くことがあります。

開咬は、指しゃぶりやおしゃぶりが長く続いたり、舌を出す癖や口呼吸が原因で起こるものほか、骨格が原因で起こることもあります。

乳歯の咬み合わせの異常は発育のプロセスに関係することがあるので、歯科医院を受診し、治療の必要性や開始のタイミングなどを判断してもらいましょう。

また、咬み合わせがあまりよくない場合は、調理に工夫が必要です。大きな食材は丸呑みしてしまったり、食べきれなくて途中で出してしまったりするので注意してください。

舌・口の中について

■舌小帯短縮症

舌は、舌の裏側から口の底に伸びているヒダ、「舌小帯《ぜつしょうたい》」で口とつながっています。舌小帯は舌の運動機能を調節し、舌が後ろに下がるのを防ぐ働きをしています。

生後まもないころの舌小帯は太くて短く舌の先端まで伸びていますが、成長とともに後方に移動し、細くなっていきます。

この舌小帯が生まれつき短く、舌の先近くまで着いていて舌の動きが制限されているのが「舌小帯短縮症《ぜつしょうたいたんしゅくしょう》」です。赤ちゃんでは哺乳や飲み込みが悪いこと、幼児期ではサ行、タ行、ラ行の発音が舌足らずで発見されることがあり、歯列に影響することもあります。

極端に舌の動きが制限される場合は発音などに影響するので、ヒダを切除する手術を行います。手術は一般的に局所麻酔で行います。哺乳に影響しない場合は、赤ちゃんに手術をすることはあまりないと思いますが、成長過程において、必要に応じて手術を選択する場合があります。

発音に問題がある場合は、舌の動きをよくするための機能訓練を行います。専門的な知識が必要になるので、口腔周囲筋の機能訓練の専門的なトレーニングを受けている歯科医や、歯科衛生士からアドバイスを受けるのが望ましいでしょう。

舌小帯短縮症と似ている状態に、「舌癒着症《ぜつゆちゃくしょう》」があります。舌の位置が前方にあるため舌がひきつれ、喉頭蓋《こうとうがい》（気道に食事が入らないようにするため喉の奥にある蓋）が引っ張られて誤嚥しやすくなります。

乳幼児では哺乳に障害が出たり、いびきの原因にもなります。手術で、舌のヒダや舌のつけ根にあるオトガイ舌筋を切開します。

■地図状舌

舌の表面に白っぽく縁取られた赤い地図状の模様ができます。まず白い斑点ができて、それがはがれるとその部分がまだらになります。痛みやしみることはないので治療の必要はありません。舌表面の色調の変化以外は無症状なので、口腔内を清潔にしてあまり気にしないことが大切です。

6歳くらいまでに自然になくなっていくことが多いですが、地図状舌は舌表面の免疫異常で起こるという説があり、成人になっても症状が続くことがあります。

様態について

■飲み込みがうまくできない

乳歯の奥歯が生えたてのころは、まだ上手に歯を使って咀嚼することができません。繊維の多い肉や野菜、弾力性の強い食品などは噛めてもすりつぶせないので、いつまでも口の中に残りなかなか飲み込めません。こんなときは、少し大きく切って柔らかめに調理してうまく飲み込めるか見てみましょう。

飲み込めるようなら、時期がくれば上手に食べられるようになります。なかには奥歯が生えそろっても食べ物を口に溜めやすい子どもがいます。おやつやジュース、牛乳などを控えて、遊びや睡眠など生活リズムの調整をしながら、食事の時間を空腹で迎えるようにしてみましょう。

■異常嚥下癖、舌を出す癖

３〜５歳で注意したいのが、異常な嚥下癖《えんげへき》による飲み込みの不良です。嚥下とは、食べ物や飲み物、唾液などを飲み込むときのことで、この嚥下がうまくできていないことを「異常嚥下癖《いじょうえんげへき》」といいます。

ものを飲み込む瞬間、舌の先端は上の歯の裏側の根元周辺に着き、舌の中央から根元は上顎にぴったり着いています。このとき奥歯は咬み合っていて口の周り、特に唇の筋肉に力はそれほど入りません。これに対して異常嚥下癖がある場合は、舌で上の前歯を押しながら飲み込むので、嚥下のたびに歯に強い力がかかってしまい、開咬や上顎前突などの不正咬合（160頁）の原因になることがあります。

①奥歯を噛んで唇は開けた状態で唾を飲み込んだとき、前歯の歯と歯のすき間から舌が出ている。

②嚥下するとき口の周りの筋肉やオトガイ（顎の先）に緊張が見られる。

などのときは、異常嚥下癖を疑って早めに歯科医院を受診してください。

舌を出す癖によって嚥下がうまくいかない場合もあります。安静時には、舌は下の顎の前歯の裏側にも接していますが、舌を絶えず突き出す癖があると、下の歯が上の歯より前に出ている「受け口」（89頁）になりやすく、歯と歯の間に不自然なすき間が空き、飲み込みにくさにつながります。

口腔周囲筋のトレーニングができる歯科医や歯科衛生士がいる歯科医院では、舌の癖を改善する訓練、口の周りの筋肉を鍛える訓練をして、不正咬合に進行しないように見ていきます。

■ブクブクうがいができない

３歳くらいではまだ、口の中を清潔にするために行う「ブクブクうがい」ができない子が半数ほどいます。ブクブクうがいができると歯磨きの後のすすぎもそうですが、口の中が少し汚れたときにも便利です。

ブクブクうがいを教えるときはまず、大人がやるのを見てもらいましょう。一つひとつの動きをゆっくりやります。

さて練習です。まず水を口に含み、吐き出します。「水を少し口に入れたら、すぐに出すんだよ」と声をかけて、水を飲み込んでしまわない練習をします。吐き出すときに「ベー」と声を出して合図をしましょう。

次は水を口の中にとどめておく練習は「ママが〝ベー〟って言ったら吐き出してね」と合図して、１、２秒とどめて吐き出させます。最後にブクブクと口の中の水を左右に動かしてみましょう。ブクブクと音を出して実演してあげます。

■口呼吸をしている

口呼吸とは、鼻からの呼吸ができなかったり、あまり鼻から呼吸できず、長時間にわたって口で呼吸することをいいます。幼児期では、口呼吸と唇を閉じる力が大いにかかわっていることがわかっています。口呼吸が与える影響は、咬み合わせや顎、顔面の成長発育など少なくありません。

口呼吸がアレルギー疾患、喘息、花粉症、免疫力の低下、猫背など全身にも影響するという報告があります。常に口呼吸を行うと気管や肺に直接外気が入り、感染症にもかかりやすくなったり、炎症が起こりやすくなることもあります。

鼻炎などの場合で鼻の病気が元になっているときは、耳鼻咽喉科を受診してその治療を優先します。ただし、鼻炎などの症状が口呼吸により悪化していることもあります。唇を閉じる力が低下している場合には、口の周りの筋肉のトレーニングが必要です。適切な指導のできる歯科医や歯科衛生士の元で、口呼吸を鼻呼吸へと促すトレーニングを受けましょう。

■歯磨きを嫌がる

自我が芽生えてくると、気分やタイミングによって歯磨きを嫌がったりすることがあると思います。歯磨きは食後するのが好ましいですが、眠かったり、機嫌が悪いときは無理強いしないで別のタイミングで磨いても大丈夫です。嫌がらず歯磨きができたときにはたくさんほめて、やる気を起こさせるようにしましょう。

子どもが好きなキャラクターの歯ブラシを使ったり、好きな味の歯磨き粉を使ったりして興味がいくようにして楽しく習慣づけてください。

診察室より

生まれたときに歯が生えていた

まれに、生まれたときすでに歯が生えていることがあります。新生児期に生えてくる場合を含めこれを「先天性歯」と呼び、女の子に多く見られます。

先天性歯の90％は正常な乳歯で、10％は余分な歯（過剰歯）です（84頁）。

先天性歯があると、哺乳の際に傷がつき、舌の下側に潰瘍ができることがあります。下唇を巻き込む癖のある赤ちゃんは、下唇の裏側にも潰瘍ができやすいです。気づきづらい場所なので、注意して見てあげるようにしましょう。授乳量が減っていることなどで気づくこともあります。

先天性歯はそのままにしていてかまいませんが、歯がぐらついて抜けそうな場合や極端に哺乳の妨げになっている場合は抜歯が必要になります。

1歳になっても歯が生えてこない

乳歯は一般的に生後6～7カ月くらいから生えてきますが、1歳を過ぎても生えないことがあります（乳歯萌出遅延《にゅうしほうしゅっちえん》）。体の発達や発育に問題がなければ、顎の骨の中で乳歯ができているのに生えるのが遅れているだけのことが多いので心配はいりません。

まれに先天的に歯が全く形成されていない病気（外胚葉異形成症《がいはいよういけいせいしょう》）があるので、1歳くらいになっても乳歯が生えてこない場合は、念のため歯科医院を受診しましょう。

歯の生え始めが遅くても、3歳ころまでに20本の乳歯が生えそろう場合がほとんどです。また、生え始めが遅いせいで歯や口、言語の発達に影響が出ることはまずありません。

カルシウムを大量にとっても歯は早く生えることはありませんので、バランスのよい食事を心がけてあげましょう。

歯茎に白いブツブツがある

新生児から生後3〜4カ月くらいに、歯茎の高くなったところに米粒大の白いブツブツが見られることがあり「上皮真珠《じょうひしんじゅ》」と呼んでいます。数は2〜3個からそれ以上の見られることもあります。

これは顎の中でつくられた乳歯の組織の一部が表面に出たもので、歯ではありません。触ると固いですが痛みやかゆみもなく、乳歯が出てくるころには消えます。

歯科医院で診察を受け、歯科医に上皮真珠といわれたら自然に治るのを待ちましょう。はがそうとしても取れないので、頻繁に触ったり、無理にはがそうとして傷をつけないようにしてください。

不正咬合の永久歯への影響

乳歯期の反対咬合（下の歯が上の歯より出ている）は、遺伝による骨格的な問題ではない場合も多く、下の顎を前に出す癖などによっても起こります。

なかには永久歯に生え変わっても影響が残る場合があり、乳歯のときの開咬（前歯が咬み合わない）も、その一つです。過蓋咬合（上の前歯が下の前歯を深く覆う）も、前歯が乳歯から永久歯へと交換する時期になっても解消されない場合は、放っておくと下の顎の前方への成長が不足しがちになり、下の前歯部の叢生（乱ぐい歯）が見られやすくなります。

適時に適切な治療を行えるよう、小さいころからかかりつけ歯科医院を持つと安心です。

乳歯の反対咬合

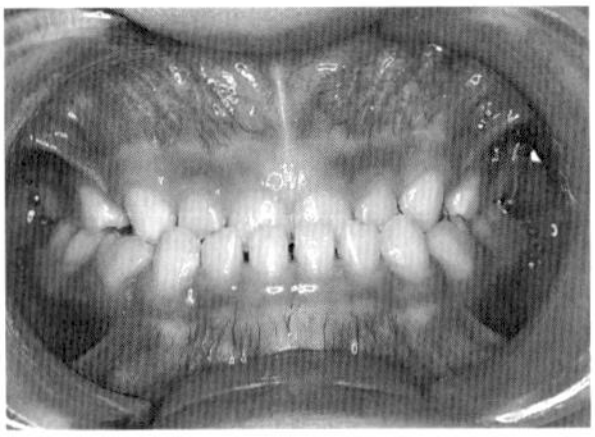

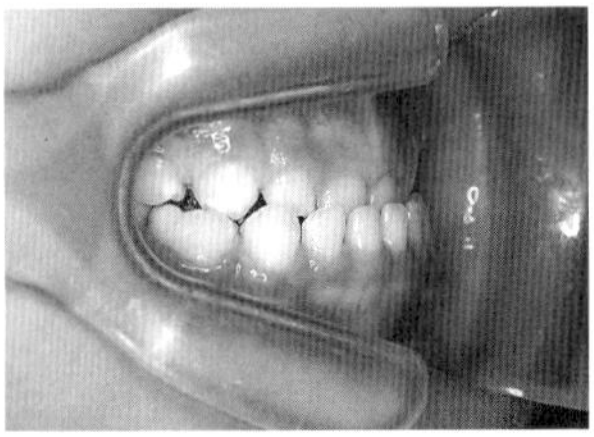

乳歯の反対咬合は顎の発育次第では永久歯に生え変わるときに自然に治る場合もありますが、詳しい検査を行った方がよい場合もありますので、まずは歯科医院で相談することをおすすめします。

歯がすり減っている

歯ぎしりが原因で歯がすり減ってしまうことがあります。歯ぎしりはストレスを発散するため歯を使うことで起こるもので、子どもにもよく見られます（35頁）。年齢が上がるとだんだん少なくなることが多く、あまり神経質になることはありません。

歯をこすって平らにならして、咬み合わせの調整を自然にするためにも歯ぎしりをするという説もあります。ただ、歯が著しくすり減っているときは、歯ぎしりだけでなく酸蝕症も疑われます（86頁）。

咬耗

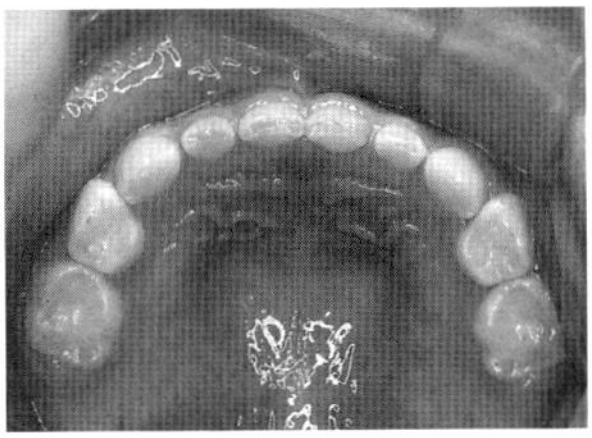

歯ぎしりによって上の前歯が削れてしまっている。

転んで乳歯が歯茎に埋まってしまった

軽度の場合は、いつ埋まってしまったかにかかわらず永久歯への影響は少ないでしょう。低年齢で受傷するほど永久歯への影響が大きいともいわれますが、乳歯が歯茎に埋まったわずかな状況の違いによって変わってきます。

低年齢時の受傷により埋まってしまった場合は、次に生えてくる永久歯に白斑や黄斑が見られる場合があります。次に生えてくる永久歯への影響がすぐにわかることはほとんどなく、レントゲン検査を定期的に行うなどして経過を追うようにします。

転んで歯を負傷したときは、重症度にかかわらず早めに歯科医院を受診してください。

フッ素入り歯磨きの効果

フッ素は草花や樹木、野菜、果物、また魚や海藻、緑茶や紅茶にも含まれる天然の微少ミネラル成分です。市販の歯磨き剤の90％にはフッ素が入っています。このフッ素がなぜ、むし歯を予防するのでしょうか。

歯の表面の硬いエナメル質はカルシウム、リン酸などが化合してできたハイドロキシアパタイトという結晶でできています。この結晶はむし歯菌の出す酸に弱く、唾液中の酸性度が増すと唾液中に溶け出してしまう性質があります。それにより歯の表面のハイドロキシアパタイトの結晶密度は低くなり、非常にむし歯になりやすい、もろい状態になってしまいます。

そこで、歯の結晶に作用して歯の表面を修復、結晶を硬く安定するのがフッ素です。フッ素には抗菌作用もあり、むし歯菌の働きを抑えてむし歯を予防する効果もあります。

日本人はきれい好きで歯磨きを1日2、3回する人が70％以上います。砂糖の摂取量も少なめなのにむし歯の発生はほかの先進諸国よりも多いのは、フッ素によるむし歯予防が徹底されていないことが関係しているともいわれています。特にまだ歯の質が弱くむし歯になりやすい子どもには、フッ素の恩恵が大きいです。フッ素入り歯磨き剤を毎日継続して使うことをおすすめします。

フッ素入り歯磨き剤は、歯ブラシの長さくらいに出します。口の中にフッ化物が残っている方が長く歯に作用して効果が高くなるので、ブラッシング後は少量の水で軽く流す程度にします。

歯科医院では、年齢に適したフッ化物入り歯磨き剤の量を教えてくれます。3歳くらいまでは500ppm程度、それ以上の年齢であれば1000ppm程度が目安ですが、必要であれば濃い濃度のフッ素塗布もしてくれます。3〜6カ月に一度の定期検診時に塗布してもらうことをおすすめします。

フッ化物配合歯磨剤の年齢別応用量

年齢	使用量	歯磨き剤のフッ化物濃度
歯の萌出〜2歳	切った爪程度の少量	500ppm（泡状歯磨き剤なら1000ppm）
3〜5歳	5ミリ以下	500ppm（泡状またはMFP歯磨き剤なら1000ppm）
6〜14歳	1センチ程度	1000ppm
15歳以上	2センチ程度	1000〜1500ppm

引用／厚生労働省
生活習慣病予防のための健康情報サイト

キシリトールの効用

キシリトールは、白樺やトウモロコシなどを原材料とする天然の甘味料です。むし歯予防に効果があるとされていますが、その理由はいくつかあります。

むし歯ができるのは、むし歯菌が歯を溶かすからではなく、むし歯菌が糖を分解するときにできる酸が歯の表面を溶かすからです。キシリトールは砂糖などと違ってむし歯菌によって分解されず、酸を作り出しません。また、ミュータンス菌の活動を抑える性質も併せ持っています。

さらには、長期的にキシリトールを摂取していると、ミュータンス菌の繁殖力も弱まり、口の中をむし歯のできにくい環境にしてくれます。キシリトールは味は甘いのにむし歯菌に対して抵抗性を示してくれる、とても有益な甘味料です。

タブレットやガムでキシリトールをとっていればむし歯にならないということはありません。糖分の入ったお菓子やジュースなど、口の中に長く停滞してしまう糖分に歯は弱いので、なるべく口の中に糖分が停滞しないようにしましょう。そのような心がけを持ったうえでキシリトールを摂取してこそキシリトールの効果が発揮されます。キシリトールはあくまでも補助的なむし歯予防ととらえて利用するようにしましょう。

定期的なクリーニング

子どもでもブラッシングやフロスだけでは落とせない歯の汚れがありますので、定期的なクリーニングに通うことをおすすめします。

私たちのクリニックでは子どもの歯のクリーニングは1～2歳から受け付けていて、定期検診のときに行っています。

流れは以下の通りです。

①雰囲気に慣れる

まずは、歯科医や歯科衛生士と器具で遊んだりしながら、診察台や歯医者さんの雰囲気に慣れることから始めます。「歯医者さんって楽しいところ」と思ってもらえるように、最初は診察をしないこともあります。

②乳歯の記念写真

診療台にゴロンと寝っ転がれるようになったら、口の中を見ていきます。口の中をカメラで撮り、子どもの歯の成長をずっと記録しています。こうすることによって、万が一、治療や矯正が必要になったときでも、最適最良な対処ができます。

③むし歯のチェック

本格的なクリーニングの前に、歯の痛みが強い場合などは、むし歯を治しておかなければならない場合もあります。

④歯のクリーニング

専用ブラシとフロスで歯科衛生士がブラッシングします。

⑤フッ化物による仕上げ磨き

歯が生えてきたらフッ化物も使用した仕上げ磨きをします。子どもの場合は、フッ化物によるむし歯予防の効果も高いため、直ちに行うのが効果的です。

⑥シーラントの塗布

歯の咬み合わせの面にある溝をむし歯にならないように埋める「シーラント」を施します。シーラントの中にはフッ素が入っていて、徐々に歯の中に浸透するしくみになっています。奥歯にある歯の溝は、とてもむし歯になりやすい場所です。シーラントは早い時期からできるので、歯を守るための非常に有効な予防処置といえます。

⑦口の中の衛生指導

毎日の食事や歯磨きの仕方についてなど、保護者の皆さんに子どもの歯を守るために必要なことをお伝えします。

第4章　小児・学童期

小児・学童期（混合歯列期）のポイント

●口の中のようす

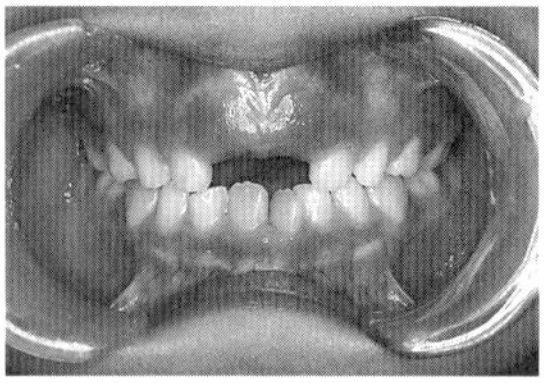

6歳ころ　上の乳歯が抜けた。

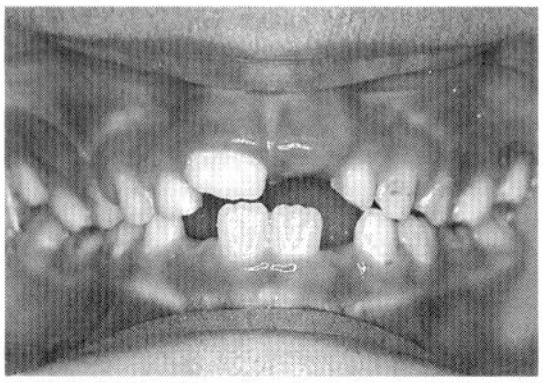

6歳6カ月ころ　下の乳歯が抜け、上の永久歯が生え始めた。

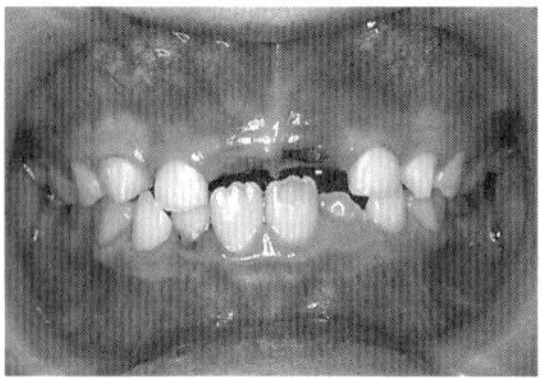

7歳5カ月ころ　上の前歯がなかなか生えてこない。

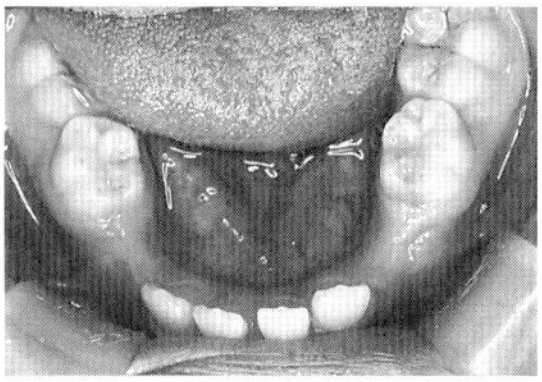

9歳8カ月ころ　下の乳歯が抜けて上手に噛むことができない。

●歯のケア

・よく噛んで噛む力をつける。
・噛み応えのある食材を取り入れる。

・生え変わりの時期は歯磨きを丁寧に行う。
・デンタルフロスを使う。
・歯と歯茎の境目もしっかり磨く意識を持つ。
・仕上げ磨きはできるかぎり続ける。
・小学校に上がると昼食後に歯磨きできない場合もあるので、家庭でのブラッシングをしっかりと行う。

●注意すること

・生えたての永久歯はまだ弱く、むし歯になりやすい。
・糖分の入ったものをだらだら飲まない。
・口をポカンと開けていたら、口を閉じる習慣をつけさせる。
・乳歯は無理に抜かない。
・歯の生えてくる方向や咬み合わせの異常によっては、早めに歯列矯正をした方がよい場合がある。
・定期検診を続ける。

●こんなときは早めに受診を

・乳歯のぐらつきが気になるようなら歯科医院へ行く。
・乳歯が抜けても永久歯が生えてこない、乳歯が残っていて永久歯が生えてこない、歯がおかしなところから生えてきたなどの場合も歯科医院へ行く。
・むし歯ができたと思ったら歯科医院で予防処置や治療をしてもらう。

永久歯が生えてくる順番

永久歯の生える時期　　歯の名称（乳歯・永久歯）

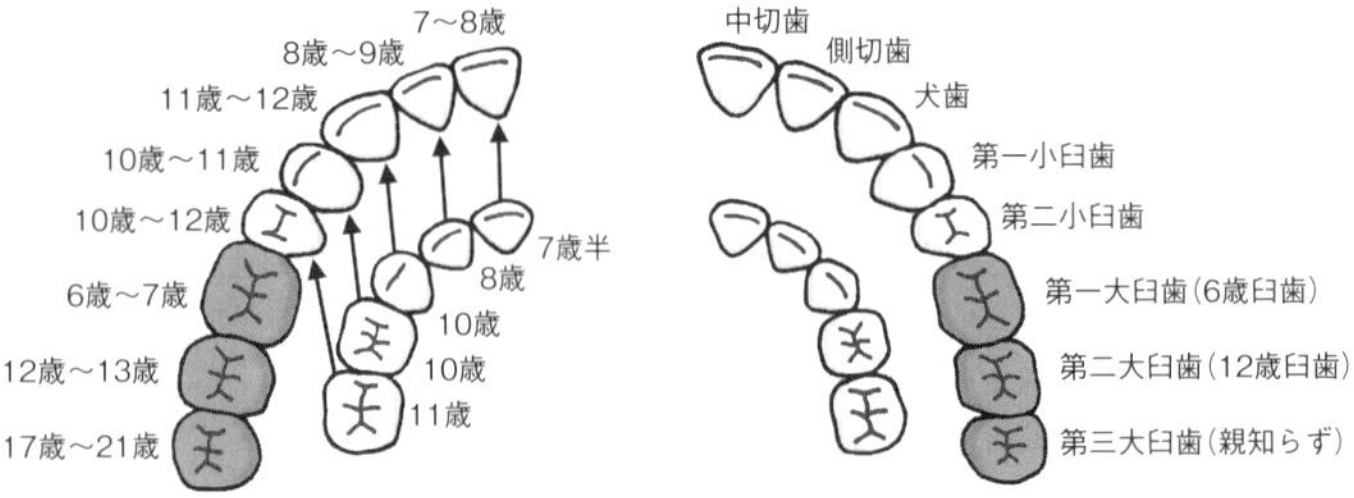

乳歯の抜ける時期

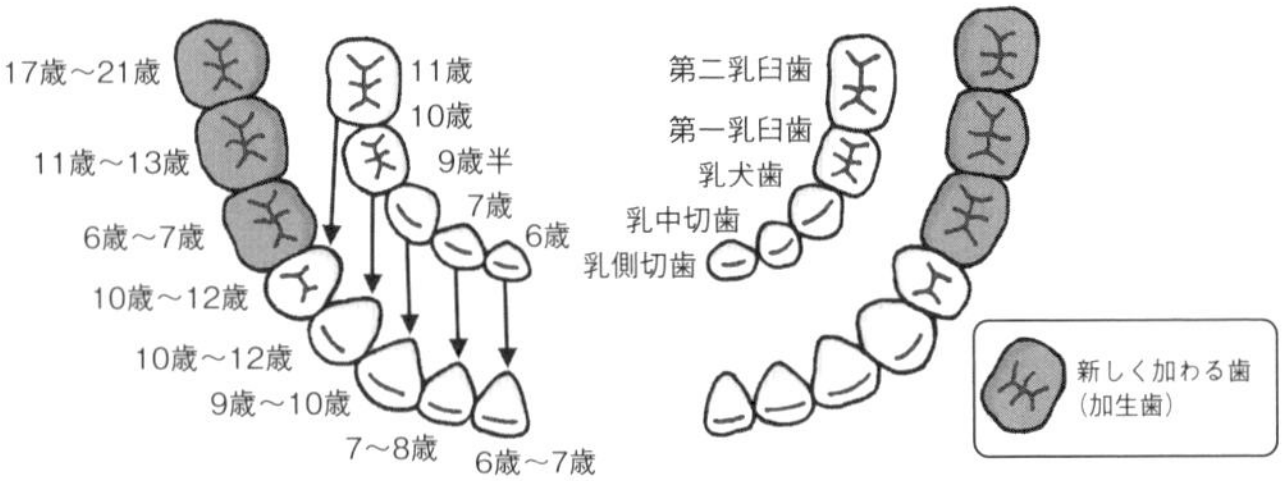

小児・学童期の歯の成長

６歳ころ生え変わりが始まる

　永久歯の元となる歯胚は乳歯の下で時間をかけて成長し、まず始めに歯冠部（見える部分の歯）ができます。歯の根がつくられ始めると、乳歯の歯の根が溶け始めます。乳歯がグラグラになって抜け落ちると永久歯が顔を出します。

　６歳ころ顎の中で生える準備をしていた永久歯が生え始め、13歳ころまで大人の歯への生え変わりが続きます。

　最初に生える永久歯は、乳歯の奥歯の奥に生える６歳臼歯（第一大臼歯）です。それと同時期かその後、下の前歯が生え変わり、９～10歳ころから横の歯も永久歯に生え変わっていきます。

　永久歯の生えたては未完成で、歯の根が完成するまでに２～３年かかります。

顎の骨は大きく成長する

大人の歯が生えると、顎の骨は子どもの歯のころとは違って大きく成長していきます。顔は次ページの図のように上顔面（鼻の頭から頭のてっぺんまで）、中顔面（上顎）、下顔面（下顎）に分かれています。子どもの顔を成長とともに観察していくとわかりますが、赤ちゃんの顔は上顔面が発達していて顔の大部分を占め、下顔面はまだほとんど成長していません。そのため赤ちゃんや乳歯の時期はかなり頭でっかちな印象です。やがて大人の歯が生えてくると、徐々に中顔面（上顎）が成長していき、10歳くらいでほぼ完成します。最後に下顔面（下顎）が10～14歳くらいに急激に成長します。

上下の顎の骨の成長の仕方が違うのは、脳を発達させるために頭の方が先に成長するようになっているためです。上顎の骨は、脳をおさめている頭蓋骨といろいろな骨を介してつながっているため、頭蓋骨の成長に合わせて下顎の骨よりも先に成長します。

一方、下顎の骨は身長など体のほかの部位の成長のピークに近く、下顎が後で成長するのに伴って顔の下半分が成長し、顔が長くなり大人の顔に近づいていくのです。これには歯も関与しています。大人の歯は子どもの歯より高さがあります。大人の歯がしっかり生えてくると、子どもの歯よりも歯が長い状態で咬み合うようになるので、上顎と下顎の間の距離が長くなります。それが顎の骨の垂直的な成長に関係し、顔の下半分の成長が促されます。

頭蓋の発達

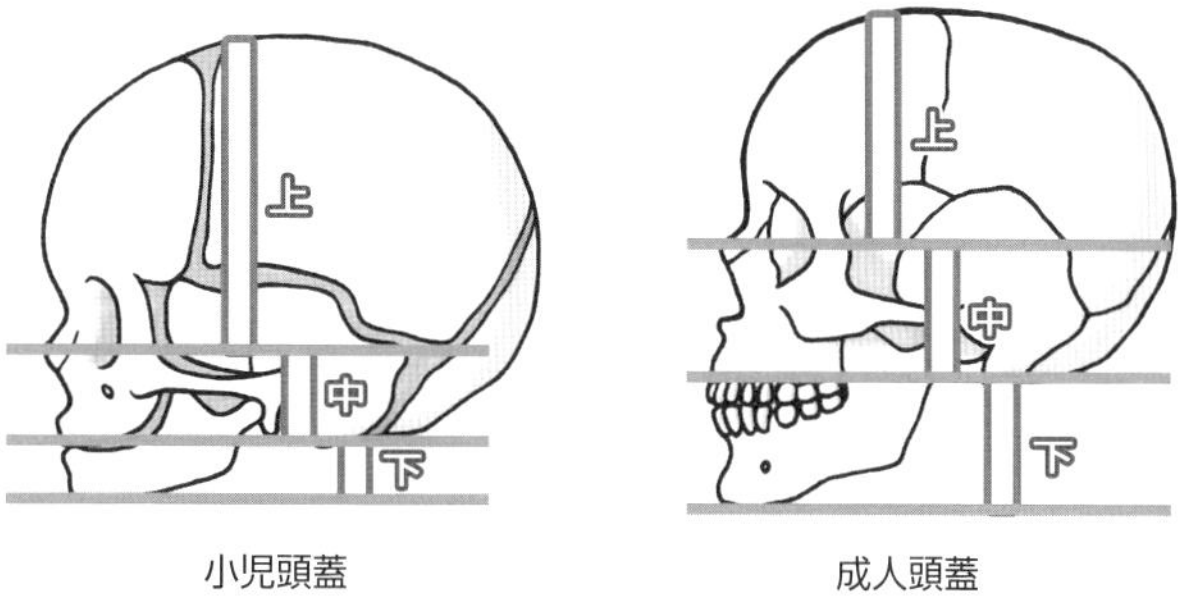

頭蓋は上顔面→中顔面→下顔面の順に発達する。

スキャモンの発育曲線

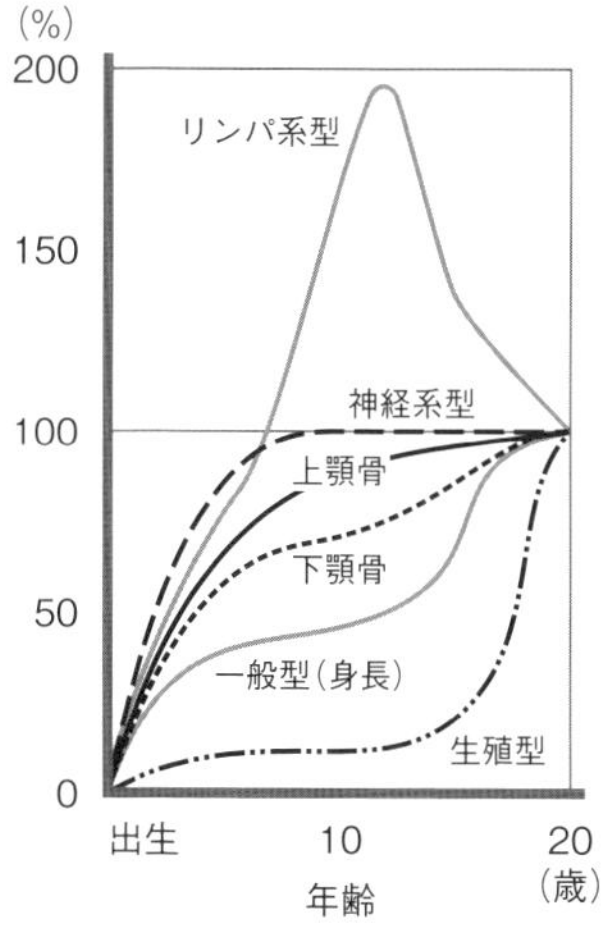

20 歳時点での発育を 100％としたときの成長パターンを示している。人の体は器官によって急速に成長する時期（年齢）があり、その成長パターンはリンパ系型、神経系型、一般型（身長）、生殖型の４つに分けられ、20 歳で成長が完了する。
上顎の骨は神経系型の成長発育期と似た曲線を描いて成長する。その後下顎の骨が一般型（身長）と似たＳ字を描きながら成長する。子どもの歯列矯正は、これらの成長を利用し成長期前に開始すると治療効果が期待できる。

小児・学童期に知っておきたいこと

大人の歯は突然できるのではない

乳歯が抜けて生えてくる大人の歯は、実はかなり前からその準備をしています。最初に出てくる大人の歯ができ始めるのはなんと妊娠中。まるで空に飛び立つ日に向けてセミの幼虫が、何年もじっと土の中で少しずつ育っているかのようです。

大人の歯は、生えてきてからも成長を続けます。歯の頭の部分の形は、歯が削れるなどの外的な要因は別として基本的に形を変えることはなく、育つのは根の部分の方です。生えてきたばかりのときは、歯の根っこはまだ完成形ではありません。

この時期に大きなむし歯になったり、歯が折れて歯の真ん中に通っている神経の方まで損傷したりすると、歯の質が相当弱くなってしまいます。治療自体も大変難しいです。この時期は歯の根がまだ成長過程にあることを気にかけておきたいものです。

大人の歯と子どもの歯は違う

大人の歯を永久歯というのは、もう生涯生え変わることがないからです。「生え変わることがない」。これが子どもの歯との大きな違いです。

はたして大人の歯は、何年使うことになるのでしょうか。最初に生えてくる大人の歯が6歳前後なので、日本人の平均寿命から換算すると実に80年も使うことになります。

大人の歯は、大事に使えばそれくらいの期間使い続けられる構造になっています。毎日毎日噛むという大きな負荷をかけ続けられながら使い続けることができる、素晴らしい構造物です。

せっかくのその素晴らしい天然素材を、子どものうちから壊してしまうのは実にもったいないことです。大人の歯は年月を経て歯の結晶が密になり、硬くなっていきます。生えたてのころは、噛んだからすぐ壊れるというほどではないまでも、まだ構造的に弱いことを知っておきましょう。

咬み合わせの管理が重要

この時期の咬み合わせの管理は大変重要です。歯の生えてくる方向によっては、早めに軌道修正をさせてあげるために、歯列矯正が必要になる場合もあります。

また、上下の歯の咬み合わせがほんのわずかにずれてしまうだけで、将来の大きな咬み合わせのズレにつながってしまうこともあります。

特に左右差が大きい場合は、顎の骨の成長方向が左右で違う方に向いてしまって、下顎の骨の左右的なズレを伴う咬み合わせの不正が起きる場合があります。このような骨のズレは、大人になってから歯列矯正をしようとしても非常に難しいケースになることが多く、程度によっては手術が必要にもなります。

刻々と変化する咬み合わせのようすを継続して観察してもらい、問題を早期に発見して適期に適切な対策をとれるよう、かかりつけの歯科医で定期診察を受けることをおすすめします。

噛む効用は絶大

歯の大きな役割は噛むことです。噛むことは食べ物を細かくする以外にも、非常に多くの働きをします。

よく噛んで食べると顎がしっかり動きます。すると、口の周囲の筋肉が鍛えられ、顎の骨が発達します。その結果、口腔内に十分なスペースができて大人の歯がきれいに並びます。永久歯は個人差があるものの決まった年齢になると生えてきますから、スペースが不十分だと生えてきた歯が歯列からはみ出して歯並びが悪くなってしまいます。

また、噛むことは脳の発達にも関連します。上顎は脳のすぐ近くにあります。上顎から噛む刺激が脳に送られることで脳の血液量が増え活性化します。その結果、大脳の表面に広がる神経細胞の層、大脳皮質が発達していくと考えられています。大脳皮質は、人間の知覚、運動、思考、推理、記憶など大切な機能をつかさどる司令塔です。

よく噛むことは特に、学習能力の向上に直結する記憶力の向上につながります。ネズミを使った実験では、よく噛まないと食べられないエサを与えられているネズミは、ただ飲み込むだけのエサを与えられているネズミよりも速くレールを通過できるという報告があります。幼稚園児を対象とした比較研究では、よく噛む子どもはそうでない子どもよりも計算能力が高いことが示されました。

味覚の発達にも重要な役割を持ちます。舌などにあって味を感知する「味蕾《みらい》細胞」は、よく噛むことによって刺激され味覚センサーが動き出します。噛まずに飲み込んでいては、食べ物の本来のおいしさを味わうことができません。あまり噛まなくても味が伝わる濃い味つけに舌が慣れてしまうと、味覚が鈍ってしまうということです。味覚の発達は10〜15歳くらいには完成するといわれています。繊細に食べ物のおいしさがわかる大人になるには、子ども時代によく噛むことがとても重要なのです。

また、よく噛むと満腹中枢が刺激されて摂取カロリーが抑えられ、肥満防止につながります。ちなみに、摂取カロリーを抑えた方が老化防止の効果があるという実験結果があります。摂取カロリーを6割から7割に制限したネズミの寿命が、1・4倍に伸びたそうです。サルでも同様の効果が確認されています。ほかにも顎顔面構造の発育、唾液の分泌、栄養素の吸収、胃腸の働きの促進、精神の安定など、噛むことにはたくさん効用があります。

今の子どもたちは塾通いなどで忙しく、食事の時間が短くなりがちです。あまり噛まなくても飲み込める食事は早く食べることができますが、噛む力は育ちません。大人になってからよく噛んで食べる習慣を身につけるのはなかなか難しいので、子どもの肥満を防ぐためにも、小さいころからよく噛むことが大切です。

小児・学童期の歯のケア

生え変わりの時期は歯磨きを丁寧に

歯の生え変わり時期は、まだ抜けない乳歯と生えかけの永久歯が口の中に混在するため噛む力が落ちやすく、歯に汚れが残りやすい状態です。また、生え始めの永久歯はまだ歯の結晶が密になっていないためとても弱くむし歯になりやすいので、丁寧な歯磨きを心がけて行いましょう。

しかし、強く磨きすぎるのは禁物です。子どもの歯とまだ生えかけの大人の歯の間には、大きな段差があり、大人の歯が歯茎から少しだけ出てきているときに強く歯磨きをしてしまうと、歯茎を傷つけてしまうことがあります。これを回避するには、歯ブラシを状況に合わせて変えるのが一番よい方法です。

例えば、歯が重なっているところなどは、ピンポイントで磨くための「ポイント歯ブラシ」なども使うとよいでしょう。「ポイント歯ブラシ」は先のとがった三角形の形をしていて、細かい部分を磨くのに適しています。

部屋の掃除をするときでも、細かいところを掃除するのと広い面を掃除するのとでは、道具を変えた方がきれいに掃除ができます。それと同じように考えてみましょう。

磨くとき特に難しい歯は、生えかけの第一大臼歯（6歳臼歯）です。子どもと一緒に鏡を見ながら「この歯に歯ブラシを当ててみようね」など、磨きやすいように声をかけてあげましょう。磨き終わったら大人が磨き残しがないかをチェックし、仕上げ磨きをしてあげます。

13歳ころまでに生える第二大臼歯（12歳臼歯）は第一大臼歯（6歳臼歯）のさらに奥にあって歯ブラシが届きにくく、目で見てようすを確認しづらい歯です。歯磨きが不十分になりやすく、6歳臼歯と同様に生えてくる最中にむし歯になる子どもも多く見受けられます。

忘れずに定期検診を受け、歯科医院でしっかりとみてもらうようにしましょう。

デンタルフロスを使う

『プリティウーマン』というアメリカ映画がありました。１９９０年に公開された古い映画ですが、私はこの映画が好きで何度も見ました。その中に出てくるデンタルフロスのくだりは、当時、歯科医同士でよく話題に上がったものです。

街で客引きをするビビアンは、企業売買を生業とする大富豪のエドワードと出会います。エドワードとは全く違う世界を生きる美しい女性ですが、決して品のあるようには見えないビビアン。しかし、この女性の本当の姿は見かけの姿とは違うのではないか？　と思ったきっかけを、デンタルフロスで表現しています。

洗面所で何かをしているのをエドワードは見ました。すかさず、ビビアンは手に持っていたものを後ろに隠します。まさか違法ドラッグでもしているのではないかと詰め寄ります。ビビアンが恥ずかしそうに取り出したのはデンタルフロスでした。デンタルフロスを使う習慣から元来の育ちのよさを感じさせる名場面です。

この後、エドワードがビビアンの魅力をたくさん知っていく場面がちりばめられているのですが、最初に「素敵な人」を表現させるために使ったのがこのデンタルフロスであることに、アメリカ人の歯に対する意識の高さが表れています。

アメリカでは当時から、歯のケアをしっかりと行うのはクオリティの高い人の習慣でした。

この映画が上映されたころから30年経ちますが、日本ではまだデンタルフロスを毎日の習慣にしている方は少ないように思います。

デンタルフロスは、歯ブラシでは落としきれない歯と歯の間の汚れをきれいに落とすための道具です。これをうまく使用すると歯と歯の間にできるむし歯はかなり防げます。少しコツがいりますが慣れてしまえば簡単です。

歯科医院で正しい使い方を教わり、できれば子どもに実際にデンタルフロスを使ってケアするやり方を見せてもらい、ご自宅で実践してみるのがよいと思います。難しい場合は、糸ようじと呼ばれている持ち手のあるものでもかまいません。

子どもの歯が何本か生えてきたら、歯ブラシだけではなくデンタルフロスや糸ようじの出番です。はじめは嫌がってしまうかもしれませんが、上手にサポートをしながらぜひトライしてみてください。

食事は噛みごたえのある食材を取り入れる

生え変わりの時期は、一時的に歯抜けのような状態になります。大人の歯が生えてくるまでは食べ物が噛みにくくなります。

特に硬いものや引きちぎって食べるのが難しいので、歯が抜けて食べにくい時期には、硬くてよく噛まないと小さくならないような食べ物は避けるなど食材選びは調理法などにも気をつけてあげましょう。

歯の生え変わりの状況などにもよりますが、歯と顎の成長のために、噛みごたえのある食材を取り入れましょう。よくひと口30回噛むとよいといわれますが、豆腐のような柔らかいものを30回噛むのは難しいでしょう。硬いお肉なら30回以上噛まないと口の中で砕くことができません。ハンバーガーやフライドポテトなどは少し噛んだだけで飲み込めます。これに比べて焼き魚、筑前煮、切り干し大根、わかめ酢など繊維の多い野菜や海草類を使った料理、それにご飯は噛む回数が多くなります。

ひと口30回というのはあくまでも目安です。よく噛んで、本来の味を感じながら食べる食事タイムにしてあげましょう。

咬み合わせを観察する

私事になりますが、私の息子は反対咬合《はんたいこうごう》でした。いわゆる受け口といわれる咬み合わせです。すべての子どもの歯が生えそろう前に、すでに確定的だと思いました。

正常な咬み合わせの場合、上の歯が下の歯を覆うのですが、反対咬合の場合は、下の歯が上の歯を覆ってしまいます。私の息子はかなりひどく、下の歯が上の歯に覆いかぶさるくらいの反対咬合でしたが、適切に治療すれば子どもの歯の時期に十分改善させられる状態だったのであわてることはありませんでした。しばらくは何もせずようすを見ていましたが自然に改善する傾向は見られなかったので、矯正装置が使えるようになった4歳くらいから歯列矯正を開始しました。

子どもの歯の反対咬合にはいろいろなパターンがあります。早期に改善できれば、大人の歯が正常に生えてくるように促すことができるケースも多いです。また、子どもの反対咬合でも治りやすいものと治りにくいものがあります。奥歯の位置関係がかかわっているのでご家庭ではわかりづらいと思います。もし、「うちの子、反対咬合かな…」と思ったら、まずは小児歯科などで診てもらうようにしましょう。

小児・学童期にみられるトラブル

歯の生え方について

■乳歯が抜けても永久歯が生えてこない

乳歯が抜けてから半年ほど経っても永久歯が生えてこない場合は、歯科医に相談してください。生えてこない間は、歯と歯の間のすいている部分に舌を入れるなどの癖がつかないように気をつけましょう。

永久歯がない場合もあります（先天性欠如歯　84頁）。永久歯の先天性欠如歯は、上下の第三大臼歯（親知らず）、上下の第二小臼歯、上顎側切歯や下顎中切歯、側切歯に多く見られます。もともと永久歯がない状態でも、決して病気というわけではありません。しかし、左右で先天性欠如歯があるかないかなど差がある場合は、咬み合わせに影響が出ることがあるので、歯列矯正などによりバランスをとることもあります。

■乳歯が残っていて永久歯が生えてこない

乳歯が生えていて後から生えてくる永久歯が欠如している場合は、乳歯が遅くまで残ってしまうことが多く、なかには40歳を過ぎても残っているケースもあります。

どの乳歯が通常いつごろ抜けるかという目安はあるのですが、ご家庭ではなかなかわかりづらいものです。心配なときは、生え変わりの時期について異常がないか歯科医院で質問するのがよいでしょう。

歯科医院ではレントゲン撮影をして、顎の中に永久歯の種（歯胚）があるかを確認します。もし永久歯の歯胚がない場合や、乳歯が永久歯の生え変わりを妨げている場合は、乳歯を抜歯するなどの治療を行います。

■前歯にすき間がある

永久歯の前歯と前歯の間にすき間があっても、両隣の歯が生え変わると自然にすき間がなくなることがあります。自然な状況で空くすき間かどうか見極めは難しいので、歯科医院で確認してもらいます。もし自然にすき間が閉じてくることが見込まれるようであればしばらくようすを見ます。

■生えてきた永久歯が大きくて目立つ

永久歯は乳歯よりサイズが大きいものです。ほかの歯が生え変わったり、顎が成長して大きくなると目立たなくなることが多いのでようすを見てもかまいません。

■歯がおかしなところから生えてきた

歯が本来生える位置ではない場所から生えてきたというのにも、いろいろなケースがあります。

乳歯の犬歯、臼歯を早期に失くしたことで奥歯が前方に移動し、永久歯の生えるスペースがなくなってしまった患者さんのケースでは、歯を後方に移動してスペースをつくり、これから生えてくる歯を誘導することがあります。

ほかにも奥歯が前の歯にひっかかるようにロックされてしまって生えてこられないケース、奥歯が横を向いてしまったケースなどいろいろで、状態に応じて歯の生えるスペースをつくったり、歯を正しい位置に移動させる治療をします。

早期に治療すれば、歯を抜かなくても歯並びを治せる可能性が高まります。放置すればするほど治療は大変になるので、おかしいと思ったらなるべく早く歯科医院で治療を開始してください。

■歯がねじれている

歯がねじれて生えてきても、歯が生えてくる過程で1年ぐらいの間に自然に移動することがあります。歯科医院でチェックしてもらいつつ、ようすを見ていきましょう。

もちろん早期にねじれを治していく方がよい場合もありますので、歯科医院で適切な歯列矯正が必要になることもあります。

引っかかっている奥歯

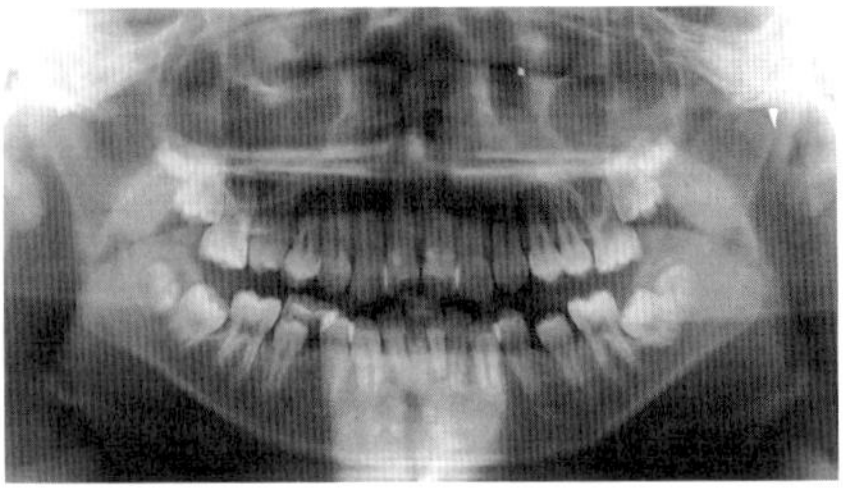

親知らずだけでなく、第二大臼歯も手前の歯に引っかかって生えてくることができない。

歯の疾患について

■永久歯のむし歯

永久歯がむし歯になっているかどうかは、なかなか判断しづらい場合もあります。学校検診でむし歯が見つかったという場合も多いです。子どもの歯のトラブルで最も気になるのはむし歯ですが、歯並びや咬み合わせが悪くてむし歯になりやすくなっている場合もあります。

ごく初期のむし歯は歯を削るなどの処置をせず、フッ素塗布などの予防措置などで経過を観察していくこともあります。むし歯の規模などは歯科医院で診てもらい、その状況にあった適切な治療を受ける必要があります。

■酸蝕症

酸によって歯が溶けてしまうのが酸蝕症《さんしょくしょう》が幼児期にも見られるようになったことは説明しました（86頁）。

酸蝕症はむし歯と同じような状態を示すこともありますが、むし歯がむし歯菌の出す酸によって起こるのに対して、酸蝕症は直接酸が歯に触れることによって起こります。歯が薄くなったり、歯の表面が白く濁った感じになるのも酸蝕症の症状です。歯科医院では、非常に進んだ酸蝕症に対してむし歯の処置をするときのレジン（プラスチック）の詰め物を応用する場合もありますが、すべての歯に酸蝕症が及んでいる場合は処置を行うことが難しいこともあります。

歯はそもそも酸に弱く、歯の表面のエナメル質はとても硬い材質ですが、pH5・5以下の酸に触れると溶け始めます。長時間触れていると歯の表面は溶け、子どもの場合、歯の根元あたりが縁取られたように白く濁った状態になってしまいます。診察時に話を聞くと、酸にさらされている時間が長い子どもに多いようです。

果汁100％のジュース、栄養ドリンクや乳酸菌飲料などは、もちろん栄養や水分補給の観点からはよいこともありますが歯には悪影響を及ぼすことがあります。以前、寝る前に乳酸菌飲料を飲ませているケースがありました。寝ている間は唾液の量が減ってしまうので、口の中が酸性に傾いたまま朝を迎えることになり、歯にとっては大変危ない状況です。

酸蝕症を防ぐ方法としては、糖分の入ったものや酸性度を高くするものをだらだら飲んだり食べたりするのを避けることと、酸性に傾いた口の中を中和させるためにジュースなどを飲んだあとは水を飲むことです。糖分が入っていますから、飲んだ後に歯磨きをした方がよいことは言うまでもありません。

体によいとされる健康食品なども、摂取の仕方によって危ないものに変わってしまいます。その性質をよく考えて、十分注意して摂取するようにしましょう。

■口腔機能不全のサイン「お口ポカン」

口の機能がうまく働かない「口腔機能不全」が多くの子に見られ、問題視されています。サインの一つが、ポカンと口を開けて呼吸する「お口ポカン」です。

口腔機能不全は、大人になっていくうえで大きな問題になる可能性がありますし、大人になってからも体の不調となって残り続けることもあります。

まだ成長段階にある子どものころは状態を改善させやすいので、ご家庭でもチェックしてみてください。

呼吸は鼻でするものです。

「お口ポカン」は本来補助的に使われる口をメインに呼吸をしているということになります。これには口を使わなければならない何らかの理由が隠れています。

鼻が詰まっていなくても「お口ポカン」をするようなら、口をきちんと閉じておく筋肉の機能が低下していて、口の周りの筋肉をうまく使えていないのかもしれません。

口腔機能不全は、歯並びや咬み合わせにも影響することがあります。歯は周りの筋肉の影響を非常に受けやすく、口を閉じた状態で外側の頬や唇、内側の舌の筋肉のバランスがよいときに本来の位置に並びます。しかしお口をポカンとしているとそのバランスが崩れ、自然の筋肉の力でうまく並ぶはずの歯が間違ったところに並んでしまうのです。

すき間がなく、歯が重なるくらいになっている場合にも口腔機能不全が疑われます。乳歯の歯と歯の間には本来すき間がありますが、すき間がない場合、歯の上下の位置関係に影響し、口腔機能不全を招く可能性が高まります。

ポカンと口を開けていると後頭部が後ろにいって顎が上がり、姿勢が悪くなります。そのような姿勢で長い時間を過ごしていると筋肉がその状態を記憶してしまい、悪い姿勢のまま育ってしまいます。

また口呼吸により、ウイルスなどによる感染症にもかかりやすくなります。

「お口ポカン」が見られたら自己判断しないで、歯科医院で相談することをおすすめします。

歯科医院では原因を探り、その改善に向けて何をすべきかの目標設定をしたうえで、口腔機能不全の改善に取り組みます。場合によっては歯科だけでなく、内科や耳鼻科といったほかの科と連携をとり改善していきます。

診察のうえ、問題がないと判断された場合は、口を閉じる習慣を身につけさせてあげましょう。子ども側にも気持ちをゆるめたいとか、鼻呼吸をすると苦しいなど何らかの理由があるかもしれません。

「お口閉じて！」などとうるさく言うのは逆効果です。子どものようすを注意深く見るようにしてください。

■歯肉の炎症

小中学生にも歯肉のトラブルが増えています。

歯茎に炎症が起こる「歯肉炎」の状態を改善せずにいると、歯と歯茎の境目に溜まったプラークの中に潜む細菌が歯茎や歯槽骨などの歯周組織に入り込んで炎症を起こす「歯周病」を引き起こします。

歯周病は歯茎から血が出たり、歯がグラグラしたりします。治療せずにいると骨が溶け、歯が抜け落ちてしまいます。

歯を失う原因となる二大疾患はむし歯と歯周病ですが、歯周病はあまり自覚症状がないまま進行するため注意が必要です。

また、歯周病菌が血液に入り全身を巡ることで心筋梗塞や脳梗塞を起こしやすくなったり、糖尿病が悪化するなどさまざまな病気に関連することがわかっています。

厚生労働省の調査では、10歳から14歳の子どもの約半数、15歳から19歳の約7割がプロービング（細い針で歯周ポケットの深さを測ること）後の出血など軽い症状も含め、歯茎に何らかの症状があるという結果が出ています。

歯周病はもはや大人だけがかかるものではありません。プラークコントロールがうまくいっていなければ、子どもでも歯周病になりやすくなります。

むし歯予防に対する意識が高まり、以前と比べ子どものむし歯は減ってきています。早期に発見されて、適切な処置が取られるケースが増えた結果でもあるでしょう。
デンタルケアというとむし歯予防だけを想定しがちですが、歯だけでなく歯茎のケアも心がけ、歯周病予防することがとても大切です。歯磨きをする際に、歯だけを磨くのではなく、歯と歯茎の境目もしっかり磨く意識を持つのがよいでしょう。

学童期の歯肉炎

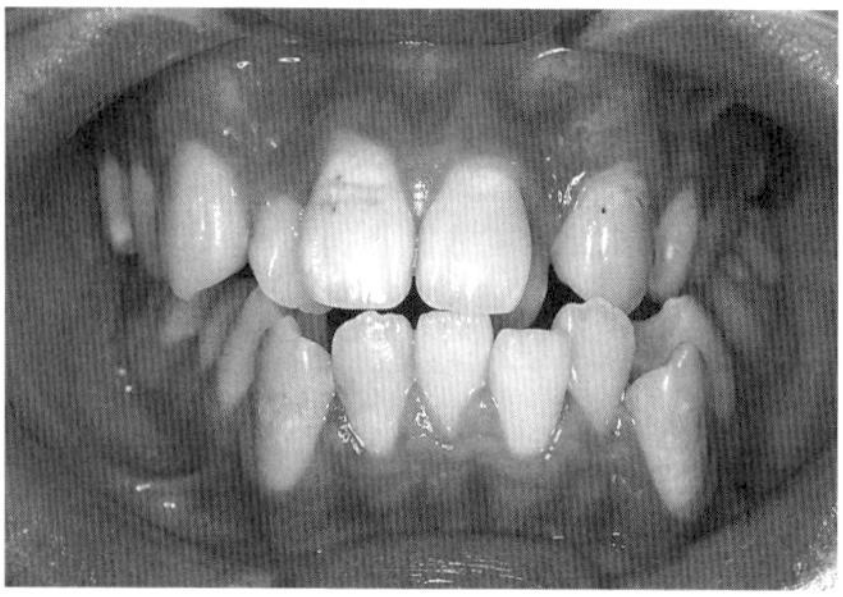

歯肉が一時的に腫れたり、少しの刺激で歯肉からの出血するなどの症状がある場合は歯肉炎と考えられる。

診察室より

乳歯は自分で抜いてもよいか

乳歯がぐらつき始め、舌や指でゆらしているとポロッと抜けてしまう場合もあると思います。歯の生え方や口の中に特にトラブルがなく、自然に抜けそうな乳歯は自宅で抜いてもいいでしょう。指で歯や歯茎に触るときは手を清潔にしてください。

ただし、無理やり抜くのはよくありません。抜ける時期になって乳歯がぐらつき始めても、無理やり抜こうとすると根が折れて残ったり、痛みや出血が生じたり、歯茎や神経を傷つけることがあるので注意してください。自然に生え変わるのを待てそうでも、痛みを感じたりグラグラするのが気になってしょうがないようなときは、歯科医院で抜歯してもらうといいでしょう。

顎が痛い、顎の音が鳴る

顎関節症は、顎が動くときに痛んだり、音が鳴る（クリック音）などの症状の総称です。大人に起こる症状のように思われがちですが、歯並びの悪い子どもが増えていることもあり、低年齢化しています。

顎関節症の厄介なところは、症状が顎周囲だけでなく頭痛や耳鳴り、めまい、肩こり、腰痛など全身にかかわる可能性がある点です。もちろんこのような不定愁訴の原因は歯並びだけではありません。しかし、医療機関を受診しても病名がつかない、ほかに原因が思い当たらない場合は、歯並びや咬み合わせの状態を調べてみるのもよいかもしれません。

歯列矯正が必要な場合は、状態に合わせて治療を行います。

まずは歯科医院で相談しましょう。

歯のけが

小学校に上がると行動範囲が広がり、遊具を使ってダイナミックに遊んだり自転車に乗る機会も出てきて、高いところから転倒して歯を折ったり、友達とじゃれ合って遊んでいて歯をぶつけて欠けてしまうなど永久歯のけがが増えてきます。

歯を強打したりして歯が抜けてしまった場合は、抜けた歯の状況や治療開始までの時間によっては元に戻せる可能性があります。歯根膜（31頁）が生きているうちにできるだけ早く歯科医院を受診してください。歯が欠けた場合も同様です。

歯の神経（歯髄）にまで影響していなければ欠けた歯をレジン（プラスチック）などを使って治します。

大きく折れたり、欠けた面にピンク色の歯髄が見えていたり出血しているときも、なるべく早く歯科医院へ連れて行ってください。歯髄の一部を取り除いて薬剤を入れてから、歯の形を修復する治療が可能な場合もあります。

抜けた歯、欠けた歯の破片は、乾燥しないように生理食塩水［水５００㎖中に塩小さじ１杯（４・５ｇ）を混ぜる］に浸して歯科医院に持って行きます。

歯がグラグラしている場合は、できるだけ動かさないようにして早めに歯科医院へ行ってください。歯を元の位置に戻してからワイヤーなどで固定し、歯の組織が回復するのを待ちます。

ちなみに、最近転ぶ子どもが増えていることが問題になっています。

立ったときに足の指が地面に接していないと、指先に力を入れて踏ん張れずかかとに重心がかかり、姿勢が悪くなったり転びやすくなります。

靴の底の減り方が左右でバランスが悪い場合などは、足の指に力が入っていないことも考えられます。お子さんの足の状態はいかがですか？　一度確認してみてください。

また、スポーツ時における歯や周囲組織を保護するための「マウスガード」というものがあります。マウスピース、マウスプロテクターとも呼ばれています。

マウスガードは歯や周囲組織の外傷を予防するだけでなく、頭位の安定や脳震盪《のうしんとう》の予防にも効果があるとされています。

けがで健康な歯が折れたり、抜け落ちたりして、歯を抜かなければならないことにならないようハードな運動をするときは、マウスガードを着けてけがの予防をしましょう。

歯磨きの習慣がつかない

「嫌がって歯を磨かせてくれない」「毎日、子どもの歯磨きをすると疲れ切ってしまう」など、子どもの歯磨きで苦労されている保護者の方はとても多いです。歯磨きの習慣は幼少期からの仕上げ磨き、一人磨きの積み重ねが大事です。

子どもの歯磨きの仕方は歯の生えている状態によって異なります。年齢ごとにポイントがあるので、歯科医院でしっかり学ぶようにしましょう。

また本人が同意するようなら、歯の赤染めをして、プラークがついているところを見えやすくして歯磨きをするとブラッシングの大切さを実感してもらえるかもしれません。

子どものころにブラッシング指導を受けてマスターしておくと大人になっても同じようにでき、デンタルケアへの意識が違ってきます。患者さんを診ていますと感じるのですが、ブラッシングは大人になってからやり方を覚えようとしてもコツがつかみにくいようです。

歯磨きが苦手、嫌いなどのお子さんに対してどのようなアプローチがよいのか歯科医や歯科衛生士に相談してみてください。歯磨きのコツ、テクニックなど新しい発見があるかもしれません。治療をするためだけでなく歯に関する全般に関して、歯科医院を上手に利用していただきたいと思います。

容姿に対するコンプレックス

小学校高学年になると社会と自分とのかかわりに疑問や不安を感じたり、友達と自分を比べるようになります。ときにはコンプレックスを持つこともあるでしょう。これは、他者や社会の中でアイデンティティーが確立されてきて、友達と自分の違いがわかってくるからこそ生まれるもの、成長の証ともいえます。

勉強やスポーツなどの能力面、家庭環境などの社会面で人と比べ始めますが、特に女の子の方が精神的な成熟が早く、外見的なコンプレックスも多いようです。歯科の領域では、歯並びや咬み合わせ、顎の形などが関係します。

子どもがコンプレックスに悩んでいたら、親はどう声をかけ、接したらいいのでしょうか。コンプレックスが生まれるのは、自分の長所と短所がわかり始めたからです。短所のイメージばかりが強くなると大人になっても自分を否定し続けてしまうこともあります。親は、子どもが自分を見つめるようになったことに共感し、誰にでもコンプレックスはあること、無くそうとするより自分の一部分として受け止めて、いいところを活かしていこうと語りかけたいものです。

友達には言えないことも多いでしょう。どんな親でも思春期を経験しています。同じ目線をもって、子どもの成長にとって大事なこととして受け止めて話してみましょう。

歯科の領域での問題では、歯並びや反対咬合、上顎前突といった咬み合わせの問題によりコンプレックスを感じていることも多いようです。現代ではほとんどの歯並びや咬み合わせを治すことができるようになりました。歯科医院でプロのカウンセリングを受けて、きちんと治せる可能性があるのだということを伝えてあげるだけでも心が安定するかもしれません。

歯並びや咬み合わせを気にしているお子さんと一緒に、歯科医院で相談されることをおすすめします。

反対咬合

治療前

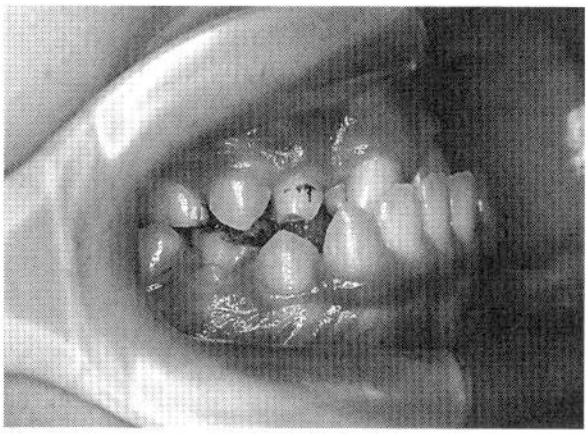

治療後

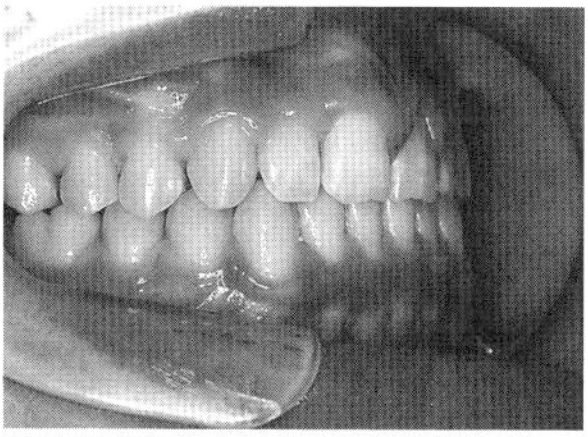

乳歯がある頃から矯正治療を始めて横顔もきれいになり、コンプレックスも解消された。

歯科医院が嫌い

「歯科医院が嫌い」という場合、痛かったり、無理やり治療されたり、大きな機械やマスクの先生が怖かったりなど、小さいころの治療体験が引き金になっていることが多いようです。

消毒薬の臭いや機械の音が嫌いという場合もあるかもしれません。そのような場合は予約の電話のときに、苦手なことを伝えておくと医院側も対処してくれます。

歯科医院の苦手意識の強いお子さんには、子どもの治療に工夫をこらしている小児歯科を選ぶのも一案です。

小さいころから予防目的で歯科検診などに通っていると、歯科医院になじみを持ってくれるようです。歯科衛生士さんと仲良くなって楽しく通院してくれているお子さんもいます。

痛みに弱い場合は、早めに伝えておきましょう。痛みの少ない治療の選択肢も広がっているので、歯科医院が対応してくれるはずです。

歯並びに影響する噛み癖、食べ癖、生活習慣チェック

噛み癖のチェックポイント

□ 唇をよく噛む・なめる・巻き込む
□ 口をポカンと開けていることが多い
□ 話すとき、食べるときにいつも舌が口から出る
□ 爪や鉛筆などを噛む癖がある
□ 歯ぎしりをする
□ 眠っている間に歯を食いしばることが多い

食べ癖のチェックポイント

□ 硬い食べ物が嫌い
□ 柔らかい物ばかりを食べている
□ 水分で流し込むことが多い
□ よく噛まずにすぐ丸呑みにする
□ 片側の奥歯で噛んでいる
□ 口から食べ物がよくこぼれる
□ くちゃくちゃ音を立てて食べる

生活習慣のチェックポイント

□ うつぶせや横向きで寝ていることが多い
□ 頬杖をつく癖がある
□ 口で呼吸していることが多い
□ 鼻や喉に病気があり鼻で呼吸しづらい
□ 指しゃぶりをする
□ タオルやぬいぐるみなどお気に入りのものをしゃぶる習慣がある

咬み合わせや歯並びに影響する癖

咬み合わせや歯並びが悪くなる原因は遺伝的なことに限りません。生活習慣など後天的な原因で歯並びが悪くなっていくこともあります。歯は弱い力でも動くので、いつも同じ場所に力がかかっていると、出っ歯、すきっ歯、受け口、上下の前歯が閉じないなど、歯並びや咬み合わせを悪くする原因になります。

お子さんに、歯の食いしばり、歯ぎしり、舌を突き出すような癖、口をポカンと開けている癖、唇を噛む癖などはありませんか？　歯並びの乱れや咬み合わせの異常は、ほんのちょっとした悪い癖によって生み出されてしまいます。前ページのチェック表でチェックしてみてください。

歯は噛み締める力や奥の歯から加わる力、舌や唇、頬の筋肉から、成長期では歯が生えてこようとする力や顎の骨が成長する力など、さまざまな力によってちょうどいい位置におさまっています。

ちょっとした癖が何年もの間、毎日繰り返されると、少しずつ力が加わることによって歯が動かされ、顎の骨の成長にも悪い影響を及ぼします。小さな癖だからと見過ごさないで、気づいたときに注意してあげましょう。

■噛み癖

①唇をよく噛む・なめる

唇を噛む癖は子どもに比較的多く見られます。上の歯で下唇を噛んだり吸ったりしていると下唇が上の歯を押し出すので、次第に出っ歯になる可能性があります。逆に舌で下唇を噛む癖がある場合は、受け口になる可能性があります。

②口をポカンと開けていることが多い

口をポカンと開けるのも、前歯が咬み合わない原因になることがあります。また唇の筋肉に力がなく、いつも口元が開いている状態を「無力唇」といいますが、この場合も常に舌が歯を押しているので開咬の原因となります。

③話すとき、食べるときにいつも舌が口から出る

舌はふつう歯列の内側におさまっています。ところが顎の小さい子どもは、歯の内側に舌がおさまらなくなり、上下の歯の間に舌を挟んだり、舌で歯を常に押すようになります。

④爪や鉛筆などを噛む癖がある

「爪噛み」は子どもによく見られる癖の一つです。爪のように硬いものを毎日噛み続ける

と、特定の歯に偏って力が加わり、爪を噛んでいる部分の歯がずれたり、すきっ歯の原因になることがあります。

⑤歯ぎしりをする

眠っている間に食いしばった状態で歯と歯を擦り合わせて、ギリギリと音を立てるのが「歯ぎしり」です。歯ぎしりは日中溜まったストレスを寝ている間に発散しようとする生体の防御反応の一つですので、すべてが悪いわけではありませんが、過度の歯ぎしりは歯への負担、顎関節への負担が大きく、歯並びが悪くなったり、不正咬合の原因にもなります。

⑥眠っている間に歯を食いしばることが多い

上下の歯に力を込めて接触させる「食いしばり」も、咬み合わせや歯並びに影響を与えやすい癖です。

誰でも重いものを持ち上げたり、スポーツなどで全力を出すときには歯を食いしばりますが、問題になるのは睡眠中などの長時間にわたる食いしばりです。歯と歯の周りの組織に大きな負担を与えるからです。

■食べ癖

①硬い食べ物が嫌い、柔らかいものばかりを食べている、水分で流し込むことが多い、よく噛まずにすぐ丸呑みにする、片側の奥歯で噛んでいる

口に入れた食べ物はふつう、前歯や犬歯で噛み切って大まかに噛み砕いてから左右の奥歯に送り込み、奥歯ですりつぶしてから胃に送られます。

この一連の流れを無視して前歯だけ、あるいは奥歯だけで噛むような癖がつくと、咬み合わせがずれたり顎がずれることがあります。片側の奥歯だけで噛む癖があると顎の発育がアンバランスになり、歯並びが悪くなることがあります。歯並びが悪いと噛みにくくなります。噛むという動作は結構疲れるものです。人間は楽なことを覚えてしまうと楽な方へと流されてしまいます。噛むことも同じで、噛まないで飲み込む習慣を身につけてしまうと、柔らかいものばかりを食べるようになって顎があまり発達せず、歯並びがますます悪くなるという悪循環に陥ります。どこかでこの悪循環を断ち切る必要があります。

奥歯にむし歯があって痛いと、逆側の奥歯で「片噛み」をしてしまうことがあります。むし歯は早めに治しましょう。

②口から食べ物がよくこぼれる

食べ物を口に入れたら唇を閉じ、舌の先を上の前歯の裏側につけ、その状態のまま舌を上

顎に押しつけるようにして食べ物を喉の奥に送るのが正しい飲み込み方です。

口から食べ物がよくこぼれるというのは、口の周囲の筋力の低下により唇を閉じることができなかったり、上下の前歯が咬み合わずに開いてしまっている咬み合わせ（開咬）になっている場合もあります。うまく食べ物を砕くことができなかったり、併せて丸呑みが起こる場合があるので、咬み合わせが正しい状態かをチェックする必要があります。

③くちゃくちゃ音を立てて食べる

出っ歯や下顎が前に出ていたりなどの咬み合わせが悪いと、唇を閉じて噛むのが難しく、くちゃくちゃと音を立てて食べることが多くなります。舌や口周りの筋肉が弱いことも考えられます。

■生活習慣

①うつぶせや横向きで寝ていることが多い

子どもの睡眠時間は年齢によって異なりますが、8～10時間と長い時間、同じ方向を向いてうつぶせ寝や横向き寝をしていると上顎もしくは下顎の骨が歪み、顎や骨格のバランスを崩す原因になります。

食事をしながらテレビを見るときも注意してください。同じ方向に首を曲げながら食事をしていると、片側で噛むことが多くなり、顎の発達がアンバランスになることがあります。

②頬杖をつく癖がある

頬杖をつく癖のある子どもも多いものですが、よく観察してみると必ずと言っていいほど同じ側で頬杖をついています。例えば、右利きのお子さんなら鉛筆を右手に持ちながら左手で頬杖をつくという具合です。

人間の頭の重さは５kgくらいありますが、この重さをいつも同じ側の下顎に手を当てて支えていると顎の骨が歪み、歯並びや顎の関節の発達に影響します。

③口で呼吸していることが多い、鼻や喉に病気があり鼻で呼吸しづらい

テレビを見ているとき、子どもが口をポカンと開けているような場合は、口呼吸をしている可能性が高いものです。

いつも口を開けていると、口の周りの筋肉の発育が悪くなってしっかり口を閉じられなくなり、咬み合わせが不安定になって、出っ歯や開咬の原因となります。

また、口の中がいつも乾いてしまうので、唾液による殺菌作用が低下し、むし歯や歯茎の炎症など口の中のトラブルも増えます。

アレルギー性鼻炎、慢性鼻炎、慢性副鼻腔炎などの鼻の病気、扁桃肥大、アデノイドなど

の喉の病気が原因で口呼吸をしてしまうことがあります。

④指しゃぶりをする、タオルやぬいぐるみなどお気に入りのものをしゃぶる習慣がある

指しゃぶりをする日常的な動作も、毎日繰り返しているうちに、歯並びや顎の形に悪影響を与えます。

指しゃぶりで多いのは、親指の腹を上顎に押し当てるスタイルです。

上顎の骨は比較的柔らかいので、指を押しつけているとだんだん変形していきます。本来はU字型になるはずの上の歯列が指に引っ張られてV字型にとがったり、上の前歯が飛び出て出っ歯や開咬になったりしてしまいます。

タオルをしゃぶるのも、同じように開咬になりやすくなります。

歯並びがよいことのメリット

歯並びがきれいで素敵な笑顔であってほしいと思うのは、親であれば当然の願いです。

歯並びがよいことは、見た目以外にもたくさんのメリットがあります。

■よく噛める

歯並びが悪いよりも歯並びがよい人の方が、咬み合わせがよいことが多いものです。咬み合わせがいいと、歯が担う役割の中で最も大きい「噛む機能」が高まります。

一方、歯並びが悪いと咬み合わせも悪いことが多いです。前歯で食べ物を噛み切る、奥歯ですりつぶすという、歯並びがよければ当たり前にできることがスムーズにいかない場合があります。

「よい歯並びでよい咬み合わせ」ならよく噛むことができ、きちんと咀嚼できます。

少し大きめのステーキを想像してみましょう。十分噛み砕かれた肉は、胃に送られる前に細かくなり、消化酵素を含む唾液に包まれて消化しやすくなっています。同時に噛むことによって胃液の分泌も促され、さらに消化を助けます。噛むことは胃腸の負担も軽くするのです。反対に、咬み合わせが悪いためあまり噛まずに飲み込んでいると、胃腸障害を招くことがあります。

ほかにも、学習能力を高め、集中力や精神的な安定をもたらすなど噛む効用は多大です（119頁）。噛む力は、子どもの未来と成長を左右するともいえそうです。

■脳や顎を成長させる

顎の骨はしっかり噛むことで発達が促されます。赤ちゃんのときは頭が大きく、顎は小さめです。成長の過程で頭の骨も発達しますが、それと同時に顎の骨が発達しバランスの取れた顔になります。

顎が発達すると、歯のスペースを確保することができます。奥歯は前歯より遅れて生えてきます。

12歳前後に生える歯は一番奥の第二大臼歯で、第三大臼歯である「親知らず」が生えるとしたら、さらにその奥です。上顎も下顎も前の方から奥の方へと顎の骨が成長すれば、後から生える奥歯がきちんと並ぶようになるのです。

歯並びが悪くあまり噛まなくなると顎の骨への刺激が少なく、顎が発達しないので、後から生えてくる歯のスペースを確保することができません。歯並びの悪さが、さらなる歯並びの悪さを招いてしまうというわけです。

上顎は乳歯から永久歯に生え変わる時期に成長しますが、下顎は上顎より少し遅く、永久歯に生え変わった後も成長します。よい歯並びできちんと噛めることは成長期における顎の発達のためにもとても大切なことです。

■顎関節をスムーズに動かす

歯並びがいいと顎関節の機能がアップします。顎関節は下顎と頭蓋骨をつなげる関節で、この関節のおかげで口を開いたり閉じたりすることができます。

顎関節は左右が下顎でつながっているので、左右の関節は同時に動きます。そのため、どちらかがダメージを受けるともう一つもその影響を受けやすくなります。回転と滑走を同時に行うという、とても複雑な動きをするのも顎関節の特徴です。

歯と顎は一日に何百回と咀嚼を行います。よい咬み合わせで噛んでいると、顎関節がスムーズに働きます。不正咬合の状態で噛み続けていると、少し無理をしながら噛むことになり、本来力がかからない顎関節や周囲の筋肉に不当な力がかかってしまいます。

複雑な動きをこなす関節なだけに、負担が大きくなると炎症を起こすことがあります。放っておくと顎が動くときに痛んだり、音が鳴るなどの症状が出てきます。これが顎関節症です（138頁）。

■体のバランスがよくなる

背筋がすらりと伸びた子どもは、健康的で爽やかな印象があります。

歯並びや咬み合わせは、姿勢ともかかわっています。顎の関節の近くには、頭と胴体をつなぐ頸椎があります。頸椎は背骨へと続き、背骨の先には骨盤があります。歯並びが悪くて顎関節がずれると頸椎にも影響が出ます。頸椎が歪むと背骨も歪む場合があり、肩の高さが左右で大きく違ったり真っすぐに立てなかったりと、バランスの悪い体になってしまうことがあるのです。

姿勢が悪いと見た目も気になりますが、それだけでなく、手足のしびれなどの症状を招くことがあります。頸椎や背骨の歪みのために、背骨を通っている脊髄の神経が圧迫され抹消に影響が出るためです。

■正しい発音ができる

歯は発音もサポートしています。前歯がなかったり、総入れ歯を入れている高齢者の話が聞き取りにくかったという経験はないでしょうか。あるべき場所に歯がないと、空気が抜けてしまって正しい発音にならないのです。

不正咬合によって、「サ」と言っても「タ」に聞こえるなどサ行やラ行が言いにくくなったり、外国語の発音もしにくくなります。

正しい発音ができず会話の途中で何度も聞き返されては、人づきあいに消極的になってしまうかもしれません。

話すことに高いスキルが求められるアナウンサーや、人前で話す機会が多い教師や営業職、外国語を使う仕事につきたい場合はなおのこと、発音が正しくできるようによい歯並びでありたいものです。

■歯の健康をずっと守る

歯並びが悪いと、歯と歯が重なっているところなどが磨きにくく、プラークが溜まりがちです。細菌に侵され、歯周病のリスクが高まります。

歯並びがいいと歯磨きがしやすくプラークが落としやすいので唾液による殺菌作用が高まります。口腔内の健康を維持しやすくなり、歯周病のリスクも軽減できます。

■笑顔になれる

よい歯並びのさまざまなメリットを挙げてきましたが、なんといっても口元に自信を持てることは大きなメリットではないでしょうか。

歯並びが気になると、つい口元に手を持っていったり、笑顔が不自然になりがちです。不正咬合の種類によっては口を自然に閉じられないことがあり、容姿の印象を左右します。歯並びのことでからかわれたり、好ましくないあだ名をつけられたりすることがあるかもしれません。

もともとの性格が明るくて社交的でも、歯並びにコンプレックスがあると劣等感を抱いてしまうことも考えられます。感受性の強い思春期に自然に笑えなかったり容姿をからかわれたりした経験は、大人が思う以上に子どもにダメージを与えるのではないでしょうか。

歯並びは心と体の健康を支え、その後の長い人生に大きくかかわる性格や学力、体力などのカギを握る大事な要素です。歯並びが悪くていいことは一つもありません。もともと歯並びがよければ言うことはありませんが、長く続いた癖や習慣などで歯並びが悪くなってしまっても、歯列矯正によって歯並びを整えることができます。

歯列矯正の目的

歯列矯正の目的は、「きちんと噛むことができる歯並びと咬み合わせを手に入れること」です。

今の小学生が気にしているのは、むし歯より歯並びだという調査結果があります。自分の歯や口で気にしている点について尋ねたところ、最も気にしているのは歯並び、次いでむし歯、歯の汚れ、口の臭い、歯の色と続きました。上位を占めているのは、むし歯以外は美容的な要素です。口が開いてしまうことを気にしている小学生も20％に上り、自分の歯に自信があると回答したのは全体の４分の１ほどしかいませんでした（ライオン株式会社 広報部）。

小学生時代はちょうど乳歯から永久歯に生え変わるころで、歯が抜けていたり、重なったりしていて歯並びが悪いことを自覚する時期でもあるでしょう。恥ずかしくてなかなか言い出せない子もいるかもしれません。

伸び盛りに歯並びや咬み合わせを改善しておけば、精神的にも安定して能力や個性を活かしながら成長することができるでしょう。成長期にしかできない歯列矯正もあります。もし、子どもが歯のことで悩んでいるのであれば治療のチャンスを逃さぬよう自己判断しないで、まずは歯科医院で小児期の歯列矯正について相談してみましょう。

不正咬合の種類と症例

歯並びや咬み合わせが悪い状態を不正咬合といいます。不正咬合にはいくつか種類があります。

■叢生　歯が乱ぐいになっている

「叢生《そうせい》」とは、歯がねじれたり、重なり合って歯が互い違いにデコボコに並んでいる状態をいいます。いわゆる「乱ぐい歯」です。歯並びの問題で最も多いのがこの叢生です。歯の大きさに対して顎の骨が狭いために起こることもありますが、原因はそれだけではありません。乳歯の抜ける順番や時期がずれてしまったり、歯を取り巻く口腔周囲筋の使い方がうまくできていない場合などでも起こります。

デコボコのところにプラーク（歯垢）が溜まりやすく、歯磨きが難しいため、むし歯や歯周病の原因になります。永久歯の大きさを予測したうえで顎の骨を拡げる矯正装置を着ける場合は、永久歯が生え始める6歳ころに治療を始めることが多いです。

■反対咬合　下の歯が上の歯より前に出ている

「反対咬合《はんたいこうごう》」は「受け口」ともいわれます。下の前歯が強く前に傾斜していたり、下の歯並び全体が前に出ている状態をいいます。遺伝や顎の発育バランスが原因となっている場合もあり、並びの問題のなかでも治療・管理が難しい部類とされています。前歯で食べ物が食べにくく、発音が不明瞭になり、顎関節症を引き起こすリスクがあります。歯だけに問題がある場合と、顎の骨に問題がある場合があります。原因をしっかり見極め、早ければ３歳くらいから咬み合わせを整え、筋肉バランスや癖も整えていきます。

下顎が出ていて骨格の見た目が気になる場合は、成長期以降に顎の骨を切る手術が必要な場合もあります。

■上顎前突　上の前歯が出ている

「上顎前突《じょうがくぜんとつ》」とは上の前歯が強く前に傾斜したり、上の歯並び全体が前に出ている状態です。上下の顎の発育バランスが悪かったり、下唇を噛む癖が原因だったりすることもあります。前歯で食べ物が噛みづらくなり、発音が不明瞭になります。指しゃぶりなど、原因となる癖がある場合は３歳ころからやめるように促します。永久歯の前歯が生えそろう６歳くらいから矯正装置を使って治療することもあります。

また、見逃されやすい状態として、上顎に対して下顎の方が後ろに下がっていて、上顎の方が前に出ているケースです。上顎が出ているのか、下顎が下がっているのか、その両方が起きているのか、咬み合わせの診断をしっかり行って状態を見極める必要があります。

■開咬　前歯が咬み合わない

「開咬《かいこう》」とは、奥歯を咬み合わせたときに前歯が咬み合わずすき間ができている状態をいいます。開咬になると、前歯で食べ物を噛み切ることができません。また、息が漏れて発音が不明瞭になる場合もあります。

長期の指しゃぶりやおしゃぶりの使用、舌を出したり舌を噛む癖、口呼吸などのほか、遺伝的な顔の骨格が原因のこともあります。原因となる癖があれば3歳ころからやめるように促します。歯列矯正を始める目安は通常6～8歳ころからになります。

■過蓋咬合　上の前歯が下の前歯を深く覆う

「過蓋咬合《かがいこうごう》」は、咬み合わせが深い状態です。奥歯で噛むと前歯が深く咬み込んで、下の前歯がほとんど見えない状態の人もいます。ひどくなると下の前歯が上の前歯の歯肉に食い込むようになり、歯肉を傷つけたり、上の前歯が押されて前に出てくる可能性もあります。過蓋咬合は、顎の関節に大きな負担をかけている場合があります。

下顎の成長とともに自然に解消されてくる子もいますが、咬み合わせの状態の経過を追い、上下の前歯の永久歯が生えてからも咬み合わせが深い状態が続くようなら矯正治療を考え始めるのがよいでしょう。

■交叉咬合　左右の咬み合わせがずれている

「交叉咬合《こうさこうごう》」は歯を咬み合わせたとき、右あるいは左に咬み合わせがずれている状態をいいます。前歯を見ただけで左右のズレがわかる場合もありますが、奥歯に咬み合わせのズレがある場合は本人でも気づかないことがあります。長年左右の咬み合わせがずれた状態だと、使う筋肉も偏ってしまい、体の不調を起こしやすくなります。

交叉咬合はかつては治療が難しく、成長期以降に顎の手術をして治すようなこともありましたが、現在は、健康な歯を抜いたり手術をしなくても成長期に行う歯列矯正によって治せる咬み合わせとなってきました。

いろいろな不正咬合

開咬

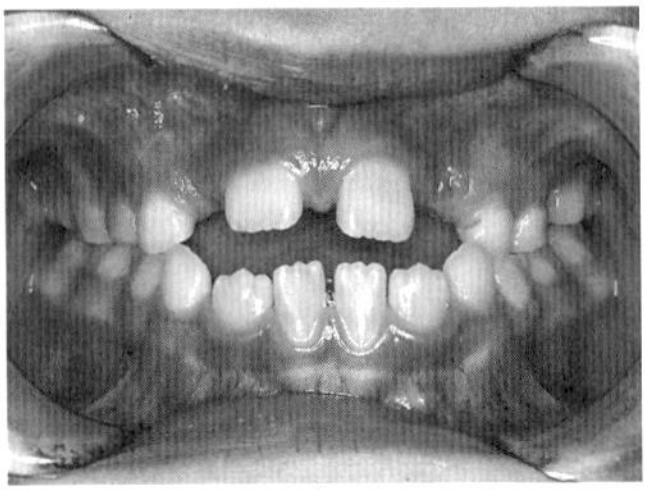

叢生

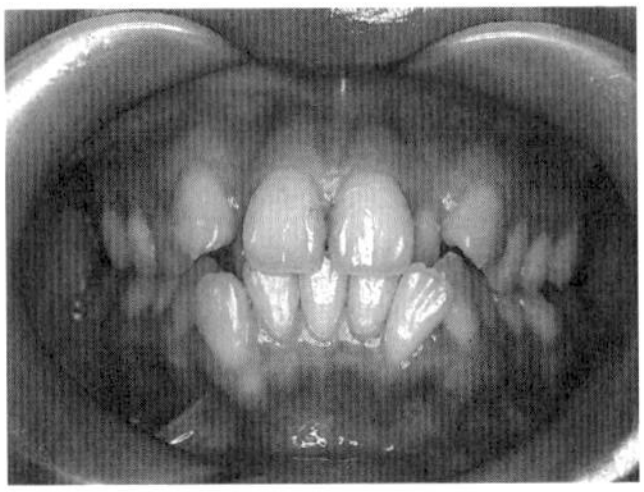

過蓋咬合

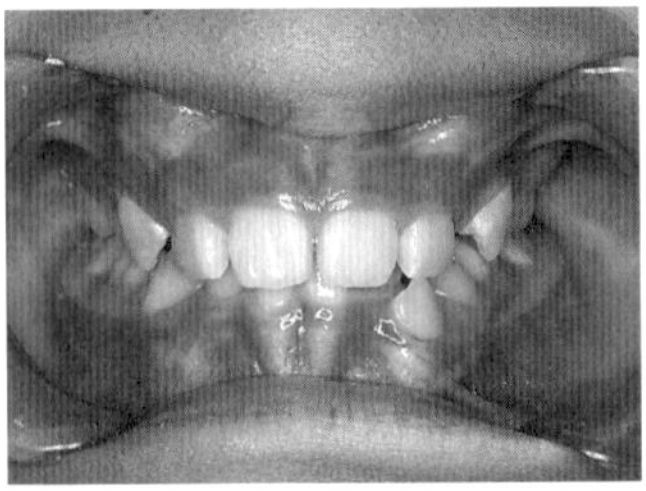

反対咬合

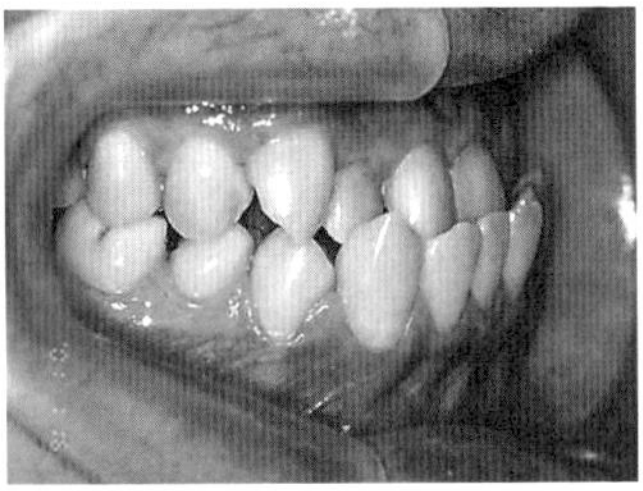

交叉咬合

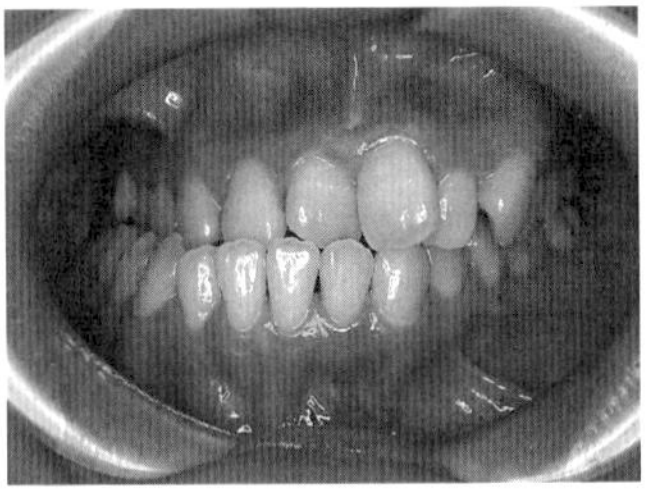

上顎前突

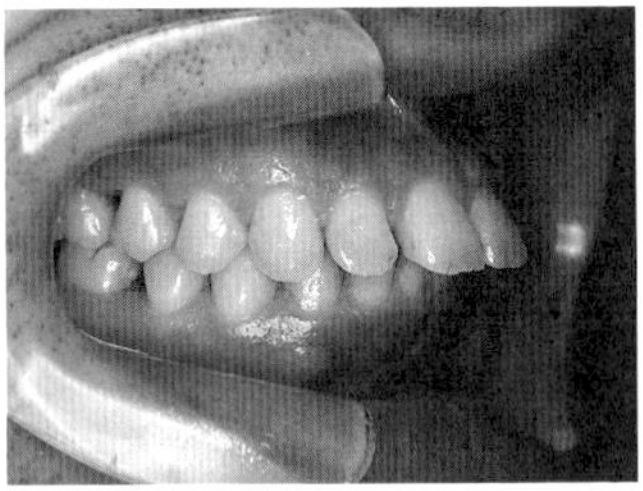

歯列矯正を始める時期

歯列矯正は小さいうちに始めた方がいいのか、それともある程度の年齢になってからの方がいいのかは、不正咬合の種類や程度、環境によっても異なります。

■子どものころに治療を行うメリット

子どもの歯列矯正は、乳歯と永久歯が混在している、幼稚園の終わり～小学2年生くらいから始める「1期治療」と、永久歯が生えそろうころ、もしくは生えそろってから始める「2期治療」があります。

1期治療は、顎の骨がまだ柔らかく、これから成長していく時期だからこそできる治療です。1期治療の経過によっては2期治療の必要がなくなったり、2期治療が必要な場合でも健康な歯を抜かずに済むケースもあります。咬み合わせを改善することで顎の発達が促され、不正咬合のリスクを減らすことにもつながります。2期治療は、固定式矯正装置や、取り外しのできる装置（主にマウスピースタイプ）で歯を移動させます。

反対咬合などの中には、まだ乳歯しか生えていない時期でも早めに治療をした方がいい咬み合わせがあります。子どもの歯並びや咬み合わせで気がかりなことがあったら、このくらいならば大丈夫だろうと親が判断しないで、まずは歯科医に相談してみましょう。

咬み合わせのチェック

日本顎咬合学会作成

最近1カ月について尋ねます。
ほとんどない：0点、 少しある：3点、 ある：5点

1. 咬み合わせの位置が定まらないと感じたことはありますか？

ほとんどない　　少しある　　ある

2. 口が思うように開かなかったり、顎がスムーズに動かないことがありますか？

ほとんどない　　少しある　　ある

3. 咬み合わせの高さに不満を感じたことがありますか？

ほとんどない　　少しある　　ある

4. 自分の歯並びが気になることがありますか？

ほとんどない　　少しある　　ある

5. 歯ぎしりや歯を強く噛み締める癖がありますか？

ほとんどない　　少しある　　ある

6. 左右どちらか一方で噛む癖がありますか？

ほとんどない　　少しある　　ある

0～5点：今のところ、咬み合わせに特に問題はありません。ただし、健康な咬み合わせを保つために、歯科医による定期的な検査をおすすめします。
6～8点：咬み合わせに問題がある可能性があります。歯科医院を受診されることをおすすめします。
9点以上：咬み合わせに大きな問題が考えられます。1日でも早く歯科医院を受診されることをおすすめします。

右は受診のタイミングがわかるチェック表です。

このチェック表は、すべての咬み合わせの異常を発見するものではありません。5点以下でも治療が必要な場合や、9点以上でも矯正治療の対象とはならない場合もあります。

子どもの場合は自分で気づくことも少ないので、これらの項目以外でも、発音がおかしい言葉があったり、顎の動かし方が気になるとき、噛み癖、食べ癖、生活習慣が見られたら、早めに歯科医院を受診してください（147頁）。

■定期検診で治療の適期を逃さない

もし歯科医院で不正咬合と言われてもすぐに矯正をするとは限りません。ただ、矯正の必要のある歯を放っておくと八重歯や乱ぐい歯、出っ歯など、むし歯や歯周病になりやすい歯並びになってしまう場合があることを知っておきましょう。

子どもの歯列矯正で大切なのは、よい歯並びや咬み合わせにするためにどのような治療が必要か考え、経過を観察していくことです。治療するうえで歯科医が何を重要と考えるかによっても治療を開始する時期は変わります。最適な治療のタイミングは、定期的に診ている歯科医や歯科衛生士であれば判断しやすいともいえます。ですので、ふだんからきちんと定期検診を受けることが何より大切です。

乳歯が生えてきたら永久歯に生え変わる3～12歳までの時期に歯並びと顎の関係の変化を

続けて定期的にチェックしていると、異変があったときに早めの対処できて理想的です。もちろん6歳、8歳など、定期的な受診時に気づいたときから始めても遅いということはありません。正しい咬み合わせに導きながら、適期に適切な歯列矯正を行うことができます。

一般的に、成長期の歯列矯正で早く治療を始めた方がいい咬み合わせは、受け口、顎が左右にずれている（顎偏位《がくへんい》）、下顎が後退している極端な叢生、極端な過蓋咬合です。これらの咬み合わせは、ご家庭では発見しにくいこともあります。極端なものでなければ、かかりつけの歯科医のもとで最適な時期に治療を始めるのがよいでしょう。

■最後まで通院できる時期を選ぶことも大事

歯列矯正にはさまざまな方法があり、考慮しなければならないことも個々に違います。歯並びや咬み合わせの状況はもちろん、受験や部活動、習い事のスケジュール、子どもに付き添う親の都合も考慮すべき要素です。

また、歯列を矯正する期間は基本的に通院が必要となります。途中で通院できなくなるような状況であったり、あまりに忙しい時期に歯列矯正を始めると治療が中途半端になってしまいます。治療の中断は、歯並びや咬み合わせに不具合が起こることもあるので注意が必要です。

歯列矯正の装置

歯列矯正では、顎の成長をコントロールしたり歯列を拡大したりするために、矯正装置を使います。矯正装置というと、白色や銀色の歯にくっついている装置にワイヤーを通すものを思い浮かべる方が多いかもしれませんが、ほかにもさまざまな装置があります。

歯科医院で取り着けたら自分では外せない固定式と、取り外しができる可撤式があります。どの装置を使用するかは不正咬合の種類や治療方針によって異なります。また、治療を行う過程でいくつかの装置を着け替えていく場合や、同じ時期に併用する場合があります。

永久歯になってからの本格治療（２期治療）を行う前、歯の生え変わりの混合歯列期に顎の成長を利用して行う１期治療では、主に顎の容積を広げて顎の成長をコントロールする装置、歯の位置をコントロールする装置、そのどちらの機能も備える装置を使います。

■ムーシールド

乳歯列期の低年齢児から使える、硬いプラスチックでできたマウスピース型の装置です。主に就寝時に着け、歯が正しく並ぶためのバランスを整えることで反対咬合（受け口）を改善します。

ムーシールドは上の歯全体を外側から覆い、下の歯は覆わない構造です。上の歯を全体的に外側から覆うことによって、上唇が前歯を内側に押してしまう力を排除します。さらに、舌の位置が下の前歯を前に押し出すのを回避させるために、舌が上の前歯の裏側に自然に持ってこられるようなムーシールドの構造が、舌が上の前歯を外に押し出す力にもなり、下の前歯よりも上の前歯を外側に位置させるのに役立ちます。

ムーシールドは、単に歯を動かして反対咬合を治すというよりも、無意識のうちに不適切に歯にかかっている舌や頬などの筋肉の力を利用して咬み合わせを改善させる、非常によく考えられた筋機能装置です。

■トレーナー

歯の並ぶアーチ（歯列弓）をきれいに整え、上下の歯の咬み合わせの改善をする装置です。やや柔らかめの素材で、感触はゴムやシリコンのようで取り外しができます。トレーナーには種類があり、咬み合わせや歯並び、歯の生えている本数などによって使い分けます。非常に小さなものから、永久歯が生えそろっているくらいまでの範囲を覆うものまであり、幅広い年齢で使えます。基本的に毎日、起きている間は1時間以上装着し、寝ている間も必ず装着します。

トレーナー自体に強い矯正力はありませんが、口腔周囲筋をうまく使えるようになり、二次的に歯が移動します。例えば、口を閉じる力が弱くお口ポカン（無意識の状態で口が開いている）になっている子どもは、前歯を抑えようとする力が低下し、出っ歯になる場合があります。トレーナーを使うことで口を閉じている状態となり、口を閉じようとする筋肉が適正に歯にかかることで前歯の位置が正常に戻ります。間違ったトレーナーの選択や、自己判断によるトレーナーの使用は不正咬合を助長することもあるので十分な注意が必要です。

■床《しょう》矯正装置《きょうせいそうち》（緩徐拡大装置《かんじょかくだいそうち》）

歯を動かしたり、奥歯が並ぶ部分の顎を拡大して歯並びをきれいにし、咬み合わせを整える取り外し式の装置です。歯並びの全体的なアーチを奥歯の方から拡げて、歯の並ぶ場所にゆとりをつくることで前歯の歯並びも改善させることが多いため、「拡大床《かくだいしょう》」とも呼ばれています。

微調整できるネジで歯列を拡げて、歯を正しい位置に移動します。取り外しできますが、できる限り長時間装着するのが理想的です。

床装置は歯並びの全体的なアーチの改善には適していますが、前歯のねじれをきれいに整えるなど、細かい歯の動きには対応しきれない場合もあります。床装置で歯の並ぶ余地をつくった後に、後述するブラケットという固定式の装置を使って細かな歯の移動を行うことも多いです。

■リップバンパー

主に下顎に装着する装置で、歯列を狭めようとする唇や頬からの力を除くことで、歯列の内側にある舌からの筋力によって歯列を拡げます。

リップバンパー自体の歯を動かす力はそこまで大きくはありませんが、口の周りの筋肉が歯にかける力をコントロールすることによって二次的に歯が動きます。最初に生える奥歯の永久歯（第一大臼歯）を利用してリップバンパーを装着することが多いですが、ワイヤー自体は取り外せるものの、第一大臼歯には取り外しのできない装置を装着するので、むし歯をつくらないように歯磨きなどのケアを入念に行う必要があります。

■急速拡大装置

上顎の奥歯に固定し、装置の真ん中のスクリューのネジを回して装置を拡げ、上顎の歯列の横幅を拡げます。歯を移動させるというより、歯の生えている骨ごと横方向に拡げるための装置です。金属製のバンドを奥歯に固定し、強い力で歯列を拡げます。矯正期間は一般的に1~3カ月程度と短期間です。その後骨ができるので、そのまま6カ月程度装着します。自分で取り外すことはできません。

急速拡大装置を使用した患者さんの中には、鼻づまりが治ったり鼻呼吸が楽になるなどの症状の改善が見られることがあります。上顎の骨が拡がったおかげで、鼻の奥の容積まで広く獲得できた結果ともいえます。

睡眠時無呼吸症候群、呼吸の仕方や姿勢の改善なども見込める場合もあり、耳鼻科や内科では根本的な形態の改善を見込めることは少なく手術などに頼ることも多いのですが、歯列矯正で根本的な改善が見込める可能性があるのはとても興味深いことです。

■クワドヘリックス、バイヘリックス

クワドヘリックスは、上顎を横方向に押し広げるように内側から設置するワイヤーです。バイヘリックスは、下顎の歯列矯正に使います。どちらも自分で取り外すことはできません。

主に最初に生えてくる奥歯の永久歯、第一大臼歯を固定の元として、横の歯をワイヤーの力で外側に押します。クワドヘリックスは歯列がV字型をしている、いわゆる狭窄《きょうさく》歯列に威力を発揮します。狭窄歯列になると前歯の並ぶスペースはつくられず、前歯が重なって生えて乱ぐい歯になったり、前に押し出されて出っ歯になったりします。クワッドヘリックス自体には前歯の並びをよくする機能まではなく、ブラケット装置と併用する場合も多いです。

■ブラケット

歯に直接接着するブラケットと、そのブラケットの上に通すワイヤーとの組み合わせで歯を動かす方法を「マルチブラケット法」と呼んでいます。子どもから大人までさまざまな症

例に対応する最も一般的な矯正装置です。動かしたい歯に着けたブラケットにワイヤーを通して連結させ、ワイヤーが元に戻ろうとする力を利用して歯を移動させて歯列を整えます。乳歯列に使う頻度はやや低く、2期治療で使用されることが多い固定式の装置で、永久歯が生えそろう小学校高学年以上が対象となることが多いです。

ブラケットの素材は、金属（メタル）、目立ちにくいセラミックなどがあります。

奥歯にはブラケットではなく歯に金属の輪っか（バンド）を着けることもあります。ブラケットの材質や形はさまざまですが、歯並びや咬み合わせ、歯を動かしたい方向などにより使い分けられます。自分では取り外しができないので、着脱や調整は歯科医院で行います。歯磨きがしにくくなるので丁寧にデンタルケアをすることが大切です。

■マウスピース

口の中に装着する透明なマウスピースタイプの矯正装置です。一つのマウスピースで歯並びをきれいにできることはまずありません。きれいな歯並びになるまでいくつかの段階に合わせてマウスピースがつくられ、一定期間ごとに形の違う装置に変えていくのがふつうです。マウスピースでの治療が可能なのは、以前は症状が軽い不正咬合に限られていましたが、現在はさまざまな不正咬合に対応できるようになってきました。

マウスピースによる歯列矯正は、最近では小児矯正でもよく使われるようになりました。

一見ハードルの低い矯正治療法に思われがちですが、マウスピースによる歯の移動の特性を熟知していないとうまく歯が動いてくれません。

自分で取り外しできますが装着時間が短いと歯の移動が遅れるため、一日20時間以上、食事や歯磨きのとき以外は着けておく必要があります。マウスピースを外せば歯を磨けるのでお手入れは楽です。マウスピースをはめている状態でも矯正をしているのがあまりわからないくらい目立ちません。装置を見せたくないという人にはメリットです。

■リテーナー

歯を動かすための装置を外した後、歯列をキープし、咬み合わせや歯並びを安定させるために着けるのがリテーナーと呼ばれる保定装置です。基本的に一日中着け、歯科医の指示に従って徐々に使用時間を減らしていきます。ワイヤーとプラスチックでできたタイプ、目立たない透明のクリアタイプ、歯の裏側にワイヤーで固定するタイプなどの種類があります。

歯列矯正で歯が動いた後の歯の周囲の骨はまだしっかりとした状態ではなく、大げさにいえばぬかるみに杭が立っているようなものです。歯の周囲の骨が安定するまでには時間がかかるので、歯が勝手に動いてしまわないようにリテーナーを使って現在の状態をキープします。

いろいろな矯正装置

床矯正装置①

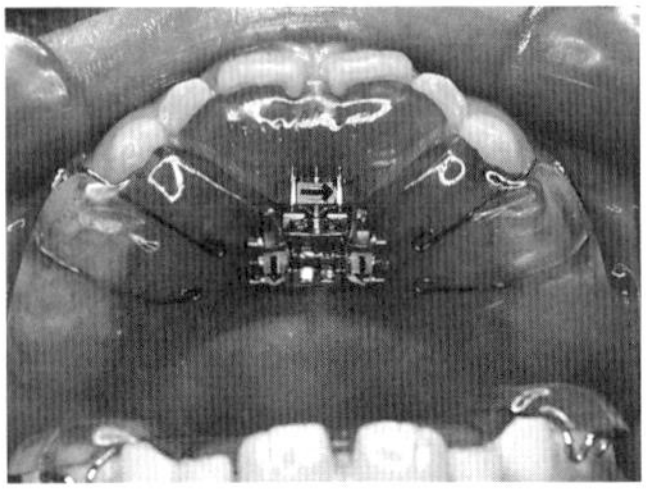

ムーシールド

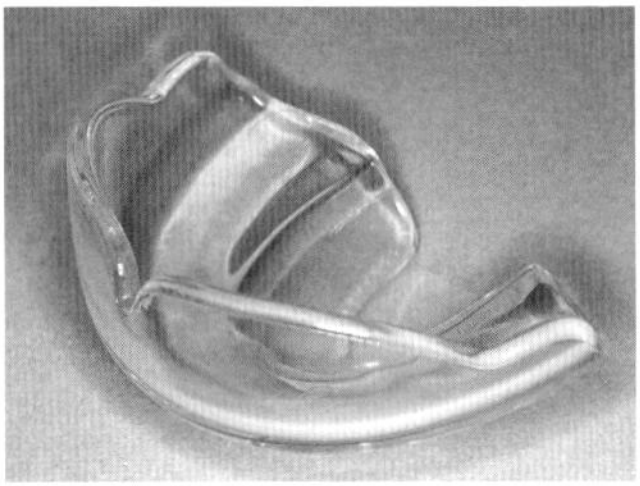

床矯正装置②

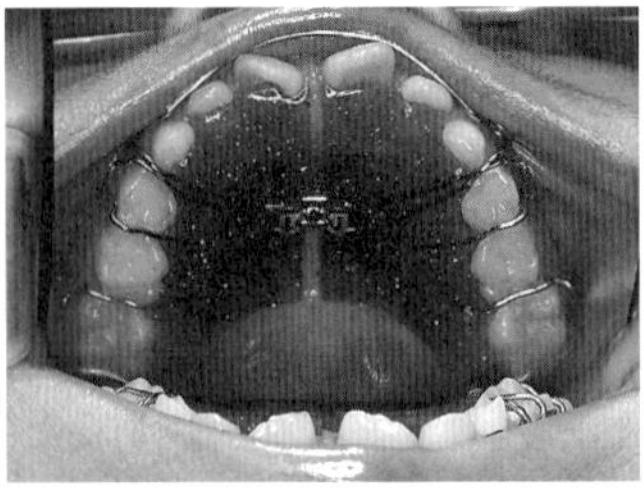

トレーナー

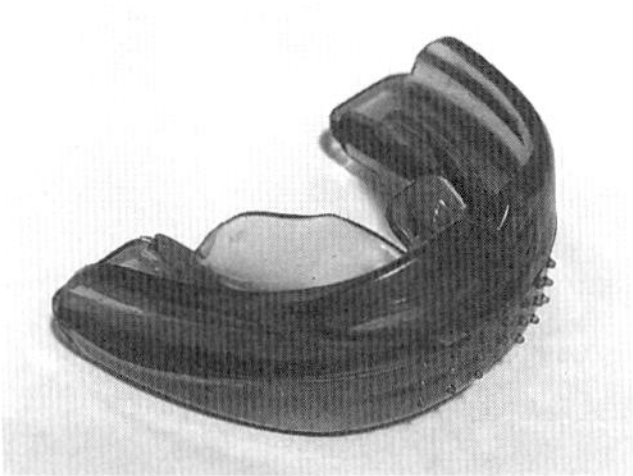

ブラケット

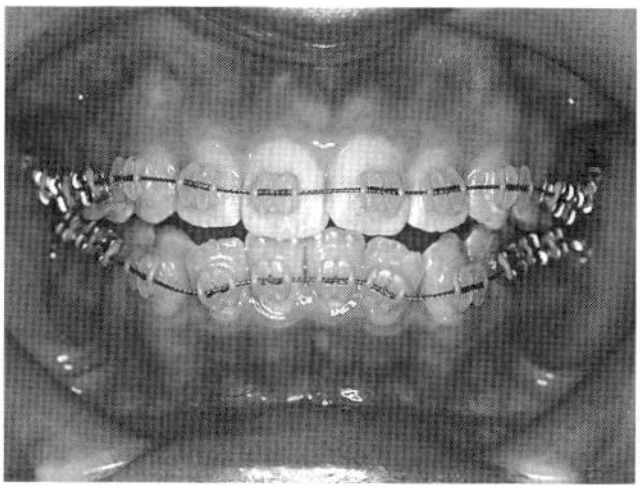

リップバンパー

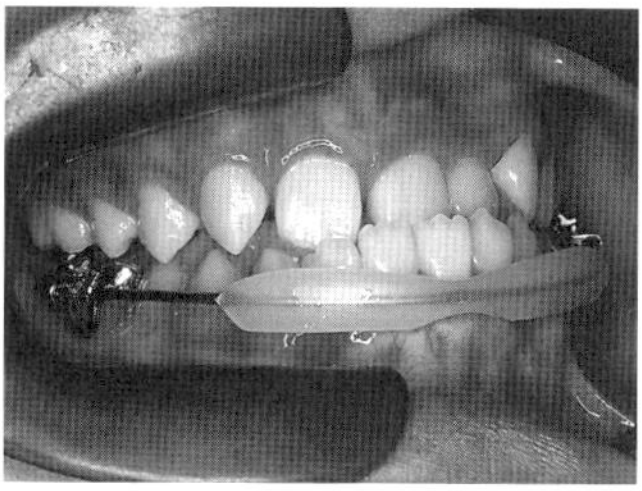

マウスピース

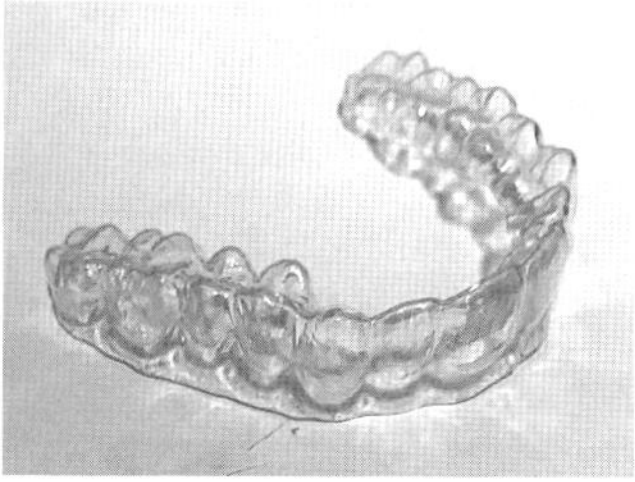

急速拡大装置

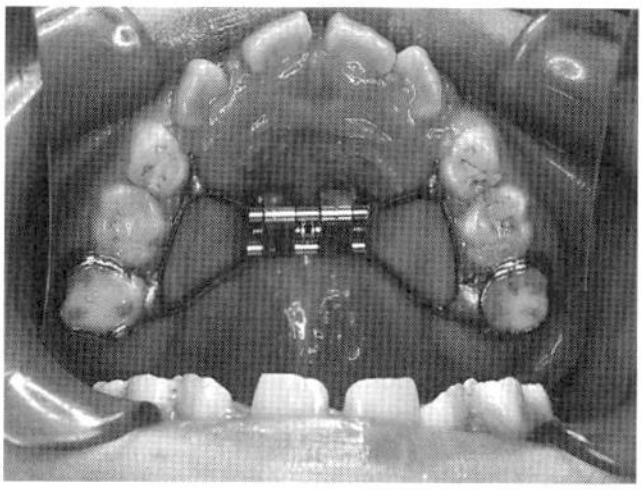

リテーナー

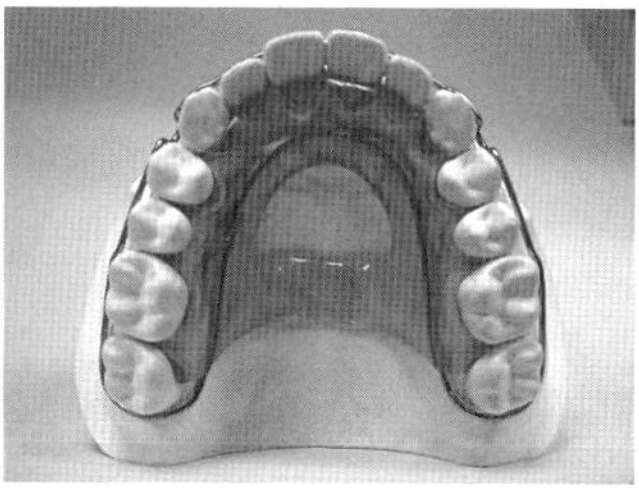

クワドヘリックス

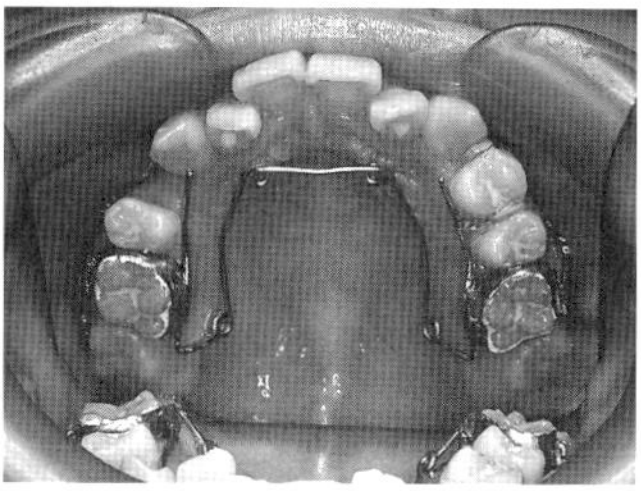

歯列矯正のプロセス

歯列矯正の流れは歯科医院によって違います。以下は私たちのクリニックの例です。

①初診・カウンセリング

口の中の写真や顔の写真、レントゲン写真を撮り、現在の口の中や骨格などの状態を説明します。

このレントゲンは歯列全体が映るパノラマレントゲンで、永久歯がそろっているか、今後生えてくる歯の向きがどうなっているのかなど、歯列矯正に当たっての概略をつかむものです。レントゲンだけでは歯の向きがわからないときは、ＣＴ検査を行う歯科医院もあります。

歯並び、咬み合わせがどのような状態か、どのような治療が必要になるか、治療の開始時期や期間、費用、矯正装置などの説明があるはずです。わからないことや気になることは遠慮せずに質問をしましょう。

カウンセリングはお子さんと一緒に受けていただきます。小学生くらいになればこれから行うことが理解できるので、着ける装置のことなどを話し、嫌がらずに前向きに治療を進めてもらえるようにします。親と子と医療従事者が同じ方向を向き、気持ちを共有することがとても大事です。

②検査

治療する際に、必要なくわしい検査を行います。

レントゲン撮影は口を閉じた状態、咬み合わせた状態、口を開けた状態、横からなどいろいろなカットで撮ります。咬み合わせと骨格の診断をするために、セファログラムという特別に規格された頭部のレントゲンやパノラマレントゲンも撮影します。顎の関節のレントゲンを撮る場合もあります。

かつては、歯の模型をつくるために口の中の歯の型を採っていましたが、現在では歯型を採る必要はなく、口の中を特殊なカメラで３Ｄスキャンし、歯型を画面上に映し出すことができるようになりました。歯の型を採るときに使う粘土のようなドロドロしたものを口の中に入れる必要がないので、嘔吐反射の強いお子さんでも安心して検査を受けられます。

さらに顔や全身の写真を撮影し、顔や体のバランスをチェックします。これらの検査結果を元に、歯並びの状態や咬み合わせの状態を分析していきます。

③診断治療計画の決定

検査によって不正咬合の状態や原因がわかったら、患者さん側の希望も聞いたうえで最適な治療法を考え、基本的に歯科医が治療法の選択をします。

それに伴う矯正装置、治療期間や費用など治療計画について説明します。患者さんの了解が得られたら、装置を入れるための準備を始めます。

装置を着ける前にむし歯があるか診察し、歯列矯正の前にむし歯治療をする場合もあります。親知らずの抜歯が必要な場合は、ブラケットを装着する前に抜歯することもあります。

④矯正装置の装着

歯についた汚れなどを落としてから、矯正装置を装着します。

ブラケットを利用した治療の場合、歯科用の特殊な接着剤で1本1本の歯にブラケットを着け、ワイヤーを通していきます。矯正の種類によっては上と下の装置をバラバラに着けていくこともあります。装着が済んだら歯磨きの指導をします。

痛みが出たときのための鎮痛剤や、装置が粘膜に触れないようにガードするためのワックスを出す場合もあります。

⑤定期通院

月に1~2回、あるいは2~3カ月に1回の場合もありますが、定期的に通院してもらいます。歯が順調に動いているかを確認し、ステップごとの矯正装置の調整をしたりワイヤーを交換したりします。

休まず通うことがよい結果につながります。ワイヤーが外れたりブラケットが壊れるなどのアクシデントがあったら、できるだけ早く受診して直してもらいましょう。

⑥保定

歯並びや咬み合わせがよくなったら固定式装置を外します。外す段階ではまだ不安定なので、歯の周りの安定を図るため、保定装置（リテーナー）を着けます。リテーナーには、歯の上からかぶせる透明のマウスピースのようなものやワイヤーを使ったものなど、いくつか種類があり、取り外しできるタイプが多いです。

矯正が終わってから1年くらいは日中も着けます。1年ぐらい経って特に問題がなく歯列をキープできていたら夜だけにします。

⑦定期検診

リテーナーを外してからも定期的に検診に通っていただきます。3カ月に1回、半年に1回など状態によって個人差があります。

定期検診によって歯列に乱れが出てきても早期に発見でき、軽い治療で元に戻すことができます。歯のクリーニングも兼ねて休まず通いましょう。

きちんとメンテナンスができていれば、きれいな歯列、健康な歯と歯茎を生涯保つことができます。お子さんに励ましの声をかけながら通院を続けましょう。

診察室より

乱ぐい歯がひどい

歯列矯正は成長期前に開始すると治療効果が期待できることは前述したとおりです（115頁）。歯が生える土台となる顎が小さなままだと、抜歯して歯の数を減らさないときれいに歯を並べることができないことも考えられます。

顎の未発達を放置しておくと次の不具合が起こり、どんどん状態が悪くなってしまいます。今、成長段階のどのポイントにあるのか見極める必要がありますが、歯列を矯正する前にまず、顎の発達を増進させる矯正装置を着ける場合もあります。早期に治療を始めると力を加えても痛みが少なく、体への負担が少ない治療法を選ぶことができます。

顎が小さいまま成長が止まって、そこに歯を並べようとしても口の容積は小さく、顔立ちにも影響します。また、口の中の面積が大きくなると二次的に免疫力が上がることも期待でき、健康な人生にもつながります。

引っ越しで通院できなくなった

それぞれの歯科医院で、引っ越しなどの事情で治療を中断しなくてはならなくなった際の返金や今後の治療の継続に関する取り決めがあると思います。

治療中の場合は現在かかっている歯科医院にて事情を話し、すでにお支払い済みの場合は治療の経過に合わせて清算について話しましょう。

また、転居先でかかる歯科医院を紹介してもらうと安心です。検査データや治療に関する資料があればスムーズに治療が継続できるでしょう。

医院によって治療費が違うのはなぜ？

歯列矯正は基本的に保険が利かず自由診療となるので、治療にかかる費用も、症状の難易度や使用する装置などによって変わってくるのはやむを得ません。裏側にブラケットを着ける舌側矯正治療などは、歯の表側に着ける治療法に比べて費用も高くなります。

料金体系は、装置などの費用のほかに毎回の調整料が必要になる場合と、治療終了までの費用がすべてセットになっている場合があります。

前者はその都度調整料がかかるので、治療期間の長短により料金も変わってきます。最初に料金を提示された際に、その料金には何が含まれるのかをきちんと確認し、納得したうえで治療を始めるようにしましょう。

学校生活と治療の両立

■受験や学校行事などへの影響

永久歯が生えそろってから本格治療を始めた場合、中学、高校受験と治療期間が重なることが考えられます。治療をどれだけ負担に感じるかは個人差がありますが、治療が大きなストレスになるようでしたら、受験後に歯列矯正を始める方がいいかもしれません。ただし、すぐに行った方が明らかに体にとってよいと判断されたときは、治療を進めるべきだと思います。

痛みが試験などに影響するかどうかについては、痛みが強いのは装置を着けたり調整をしたあと2、3日から1週間の間なので、試験日や力を発揮したい学校行事にその時期が当たらないように歯科医や歯科衛生士に相談するとよいでしょう。

■吹奏楽やスポーツなどの部活への影響

クラリネットやサックスなど舌を使う楽器は口に当たる部分が上顎に吸いつき、それを舌で抑えるので上顎に強い力が加わります。すると上の歯が前に出るので、治療の妨げになってしまいます。

楽器に装置がぶつかる場合は、吹きにくいだけでなく痛みが出たり、装置が壊れてしまうこともあります。楽器が当たる部分の歯にカバーをすれば痛みは防げますし、装置が壊れる心配もありません。

また、ラグビーやラクロスなどの接触の激しいスポーツやボクシングなどの格闘技は避けた方が無難です。装置が唇や歯茎にぶつかって破損したり、外れたりするだけでなく装置によって口の中をけがする危険性があります。マウスピースタイプの装置を使うなどすれば、けがのリスクを低くすることもできるでしょう。もし、コンタクトスポーツを選択するのであれば、外傷予防にスポーツガードと呼ばれるマウスガードを利用しながら行ってください。

治療期間はなぜ長い

歯列矯正は装置を着けて進めるため、むし歯になりやすいなどのデメリットもあります。それをふまえると治療期間は短い方がよいし、歯の動きやすさからいうと子どもの方が早く治療が進むことも多いのですが、そうもいかない場合があります。例えば12歳臼歯が中学3年生になっても出てこないケースがありました。装置を一度外してリテーナーを着けて待ち、

12歳臼歯が生えたときにその生え方に問題があればそこだけ修正するという方法を選択しました。子どもの場合は歯が抜ける時期を予測しづらいこともあり、治療期間は一概にいえないというのが本当のところです。

治療期間は、検査をして、歯の動かし方が見えてきたところでだいたいのところをお答えしますが、このように子どもの場合は時間が読めないときがあるので、長めに見てほしいとお伝えしています。あまりに長期にわたりそうなときは、1期治療と2期治療に分けて考えるなどの工夫もしていますが、治療期間については答えにくいのが歯科医の本音です。

保定は何のため

保定期間は、矯正で歯が動いた後に歯列や咬み合わせを安定させる大切な期間です。

私は、矯正が終わってから1年くらいは日中も夜もリテーナーをはめていただいています。1年くらい経って特に問題なく歯列をキープできていたら夜だけ使うようにします。2〜3年経ったら使用するかどうかは患者さんにおまかせしますが、できれば続けて着けてもらいたいのです。

理由は、歯は力が加われば動く可能性が常にあるからです。噛む力もそうですし、歯を食いしばったり舌で歯を押すことでも動きます。特に寝ている間の歯ぎしりや食いしばりの力は強大で、歯を動かす力になってしまいます。いい状態をキープしようとするならリテーナーで支えていた方がよいのです。

「リテーナーは一生使ってもいいんだよ」とお子さんに言うとびっくりされますが、本音でもあります。安定した状態をずっとキープしたいならおすすめです。毎日でなく週に2、3回でも、夜寝ている間だけでも着けた方がよいとお伝えしています。リテーナーをメンテナンスの道具として活用してください。

痛みへの対応

歯列矯正のデメリットの一つに痛みがあります。歯が動くときに痛みが出ます。一番痛むのは、ワイヤーを入れたあとの数日で、負荷をかけて動き始めたときが痛いのです。いったん動いてしまうと落ち着きます。歯科医院でワイヤーを変えたとき、違う装置を使い始めたときなど、何らかの調整をしたあとは痛みます。

我慢できない痛みには市販の鎮痛剤が効きます。ワイヤーが頬の内側に当たったり刺さって痛いという場合は自力では治せないので、クリニックで調整してもらいましょう。ワイヤーやブラケットなどの装置がすれて起こる唇や頬の内側の痛みはしばらくすると慣れることが多いですが、どうしても痛いときは装置に貼りつけるカバーでかなりしのげます。歯科医院で相談してください。

大人になって後戻りはしない？

歯列矯正は生涯で一度きりと思っている人が多いのですが、体のバランスが変わるように、歯並びや咬み合わせも変化する可能性があります。子どものときに矯正しても、噛む力や癖によってよい状態をキープできないと変化します。歯を支えているのは歯の周囲の骨、頬や舌の筋肉であり、体の状態によっても歯列や咬み合わせは微妙に変化します。子どものころに歯列矯正をしても、大人になって調整のために2回目の歯列矯正をすることは少なくありません。

矯正後2～3年程度なら比較的楽に再調整できますが、時間が経つほど調整が難しくなります。歯だけでなく、歯の周りの骨も歯茎も加齢にしたがって衰えていくからです。大人になってから初めて歯列矯正をするときもなるべく早い方がよいのはそのためです。

成長期に歯列矯正をしたあとは、後戻りの原因になる癖（147頁）や習慣（150頁）に気をつけるとともに、リテーナー（175頁）での保定を続けることをおすすめします。

第5章　青年期

青年期（歯列完成期）のポイント

●口の中のようす

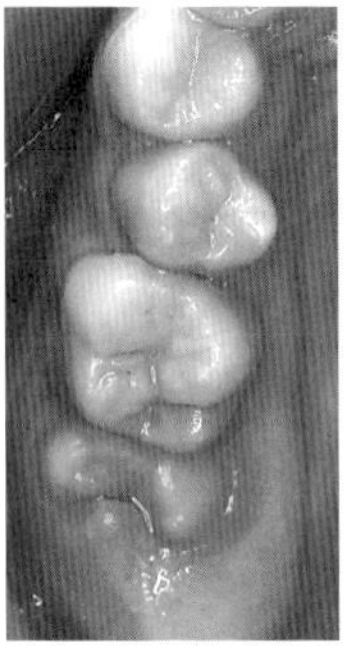

12～13歳ころ
12歳臼歯が生え、永久歯28本がすべて生えそろう。

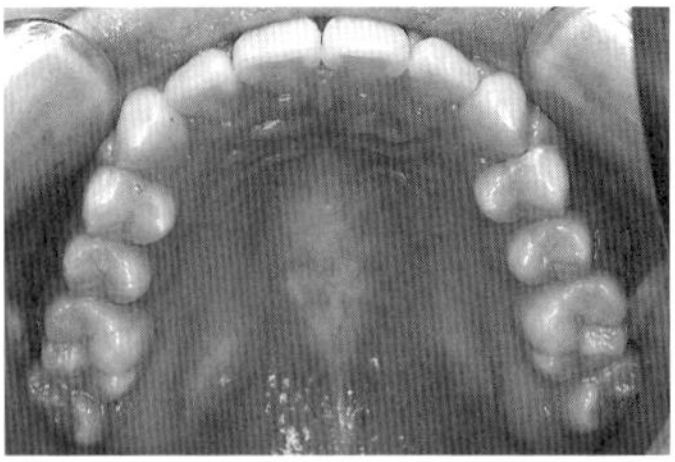

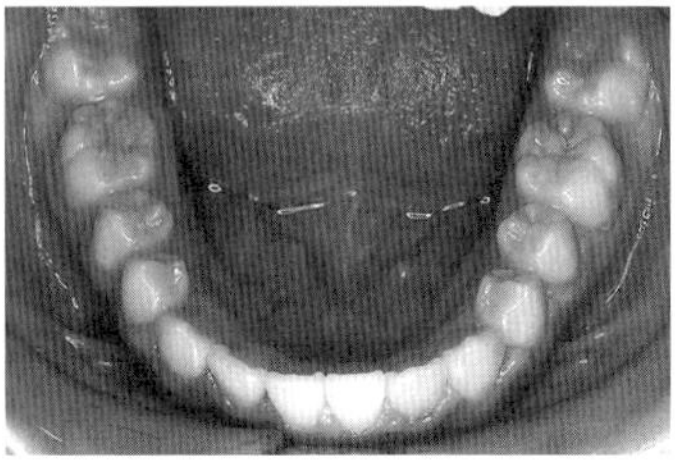

14歳ころ
下顎が完成。20歳くらいまで成長が続く。

●歯のケア

・1日1回プラークコントロールを行う。
・デンタルフロスを使う。
・歯肉活性成分が入った歯磨き剤などで歯茎のマッサージをする。
・かかりつけ歯科医院で定期的にクリーニングをする。

●注意すること

・思春期は歯肉に炎症を起こしやすい。
・ジュースやスポーツドリンクなどをちょこちょこ飲まない。
・むし歯は、進まないうちに歯科医院で治療を受ける。
・食事は歯ごたえのあるものを取り入れ、よく噛む。
・歯のためにカルシウム、歯茎のためにビタミンやタンパク質をとる。
・ストレスをためない。
・口元の見た目が気になってくる子どもがいる。

●こんなときは早めに受診を

・親知らずが生えてきた。
・受け口がひどくなってきた。

青年期の歯の成長

12歳臼歯が生え、14歳くらいに下顎が完成

12〜13歳ころに12歳臼歯と呼ばれる第2大臼歯が生え、これで上下合わせて28本の永久歯がそろいます。生えそろう時期は個人差があり、遅い場合は15〜16歳ころです。永久歯は、親知らず（第3大臼歯）を加えると32本ですが、4本の親知らずが生えてこない場合もあります。

親知らずが顔を出さない場合でも、歯並びや咬み合わせに悪影響を及ぼす場合があるので注意が必要です。親知らずがあるかないかは、9〜10歳ころにはレントゲンで確認できるようになります。

心身が大人になり口腔は完成形に近づきますが、顎の成長は永久歯が生えそろってもまだ終わっていません。上顎に続き下顎も11歳半ばから成長期に入り、20歳くらいまで成長する場合もあります。

顔の上の部分、上顎に次いで成長してきた下顎の骨は、身長が伸びる時期に成長し、14歳くらいで完成します（114頁）。顔の下半分が成長し、大人の顔に近づいていきます。

親知らずの種が育つ

小学生低学年くらいまではそれほど歯並びは悪くなかったのに、高学年から中学生くらいにかけて歯並びが悪くなってくる場合、親知らずが影響していることがあります。

親知らずは10代後半から20代前半に生えますが、生えてくる向きに異常が見られる場合は、手前の歯を前歯の方まで押しながら生えてこようとして、手前の歯に大きく影響を及ぼすことがあるのです。生えてくる場所が明らかに足りないときは、親知らずが出てこないこともあります。

将来的に親知らずが他の歯へ悪い影響を及ぼすことが想定される場合には、親知らずがまだ種のうちに取ってしまうことがあります。20歳を超えると親知らずの根っこが完成して、抜くのが大変になる場合があるからです。親知らずの生え方が、歯並びや咬み合わせを悪くする一因になる場合は、歯列矯正や咬み合わせの治療が必要かどうかを考えます。ただ、種の状態で親知らずを抜歯できる期間は比較的短いので注意が必要です。

親知らずはまず骨の表面に近いところにでき始めます。親知らずの頭のてっぺんができるときは骨の表面に近く、抜歯しやすい場所にあります。その後、親知らずの頭の部分ができあがってくる時期になると頭の部分が大きくなって、いったん骨の表面から奥の方に潜り込んでしまうようになります。こうなると抜歯しづらくなってしまうので、定期的にレントゲン撮影をして経過を追いながら、適切な時期を見逃さないようにすることが大切です。

上下の奥行きがないケース

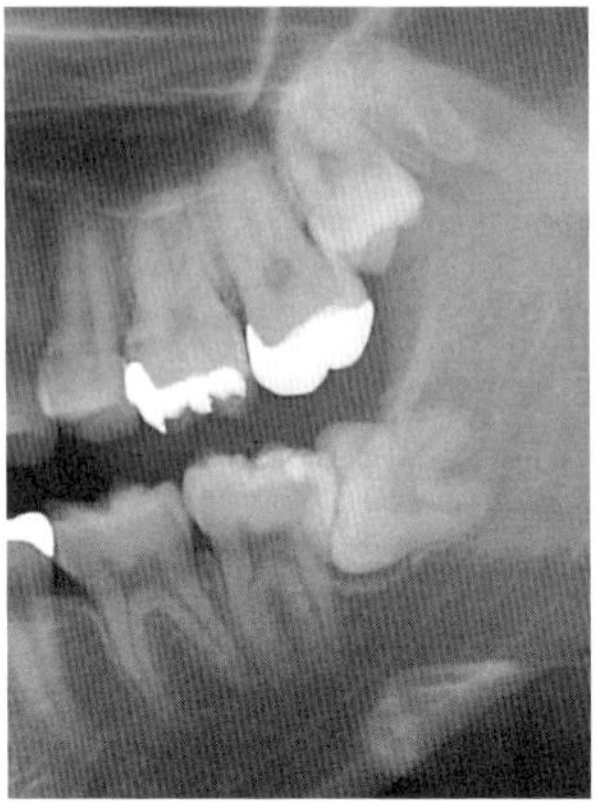

上下とも第二大臼歯に引っかかって生えてこれない親知らず。

親知らずの種

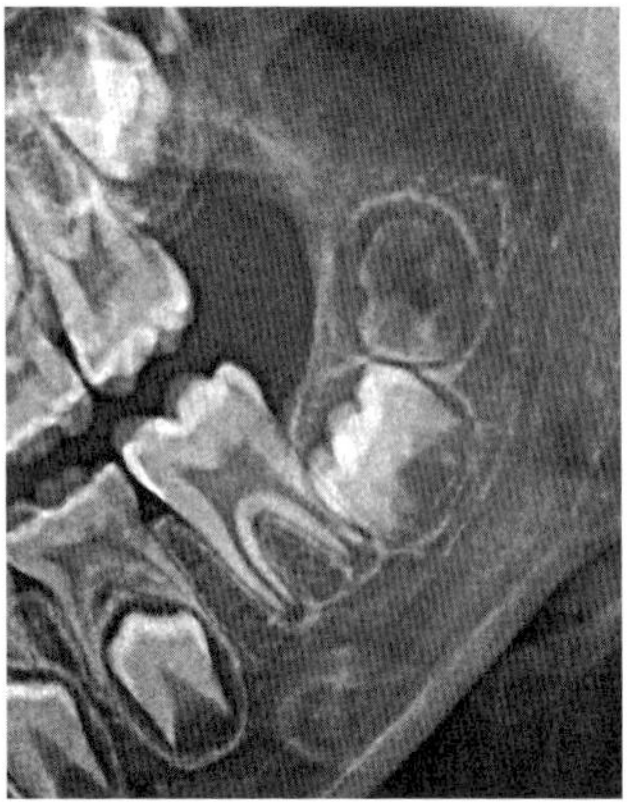

親知らずの頭の部分ができ始めた 8 歳の子ども。

上顎の奥行きがあまりないケース

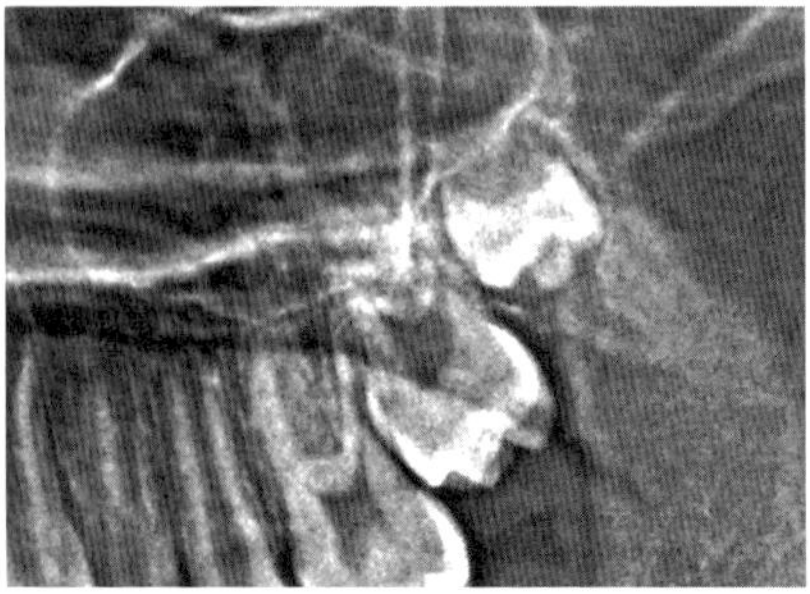

6 歳臼歯の斜め上や真上のあたりに 12 歳臼歯の種があり、さらにその上に親知らずの種が見えている。

　また、生えてきた親知らずを抜いた方がよい場合もあります。親知らずは奥行きがない部分に生えてくることが多い関係上、真っすぐではなく斜めに生えてくることがあります。手前の歯に引っかかって真っすぐに生えてこなかったり、歯茎の中に半分埋もれてしまって半分しか生えてこないというように、他の歯よりも不完全に生えることが多いのです。

　歯磨きがしにくく汚れが溜まりやすいので、手前の歯との間に汚れが溜まったまま気づかないでいると、親知らずだけでなく引っかかっている手前の歯も一緒にむし歯になってしまうことがあります。慢性的にむし歯や歯周炎が進むと、親知らずだけでなく手前の歯まで失うことにもなりかねません。親知らずと手前の歯が共倒れになる前に、親知らずを抜歯した方がよいケースが少なくないので、特に症状がなくても、歯科医院で定期的にチェックを受けることをおすすめします。

　親知らずを抜くのが難しいケースも知っておきましょう。下の親知らずの根っこの部分が下歯槽管といわれる太い神経と非常に近い場合、親知らずを抜くと神経を圧迫して知覚神経（感覚をつかさどる神経）に一時的な麻痺を起こすことがあります。

　たまに親知らずが痛んで、緊急で歯科医院に飛び込む患者さんがいます。まだきちんと生え切っていない親知らずと歯茎の境目はピタッとくっついていない状態にあり、歯周ポケットのような空間があります。そこに汚れが溜まったままになっているとばい菌が繁殖して歯茎に炎症が起こり、腫れてきたり膿が溜まって痛みを引き起こすのです。

なお、10代で歯列矯正を終えた人が、生え方のよくない親知らずを放置していて歯並びや咬み合わせが変化していくこともあります。これは親知らずが生えてくる力の影響です。歯並びや咬み合わせを治す歯列矯正と親知らずの生え方は関係性が深いことをよく理解したうえで、長期的な経過観察をしていくのが望ましいでしょう。

親知らずを放置したことによってできたむし歯

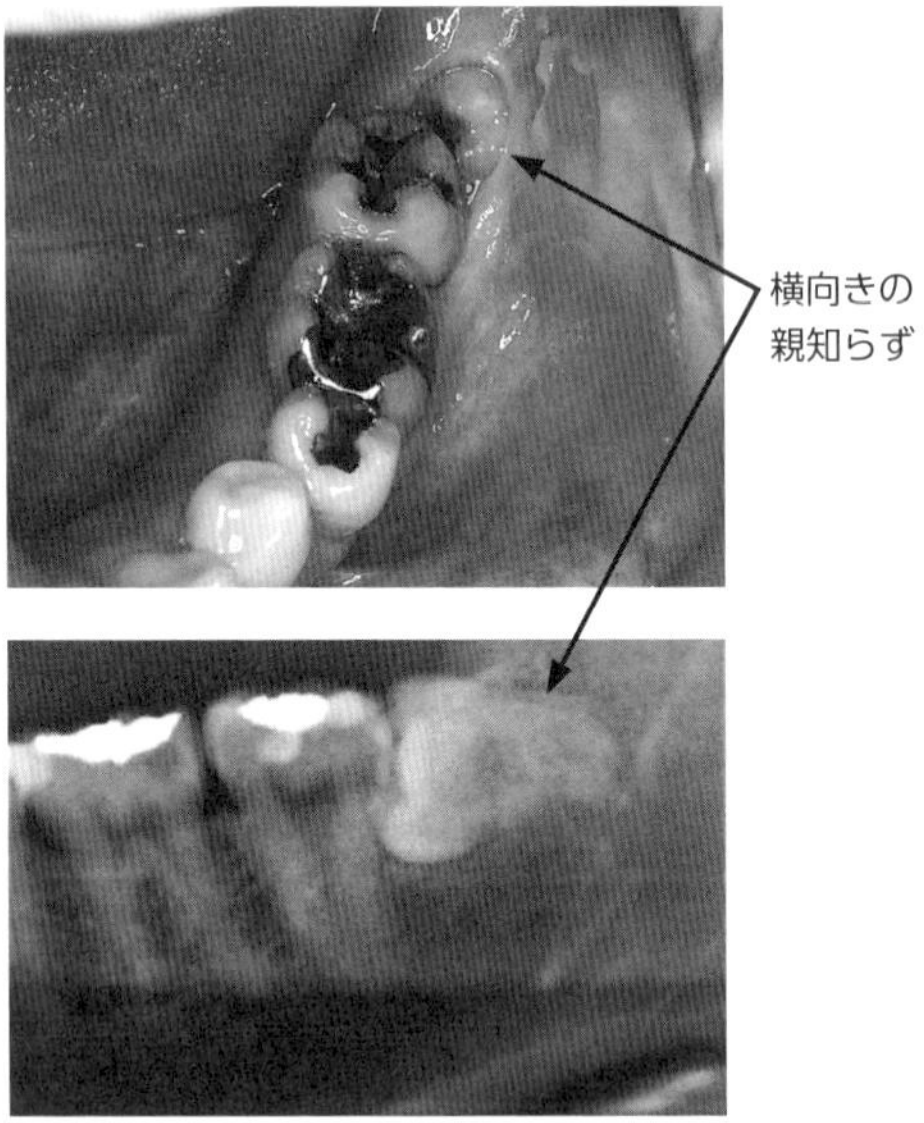

15年間横向きの親知らずを放置して、とうとう手前の歯もむし歯になってしまったケース。手前の歯が押されて前歯の歯並びも悪くなってしまった。

青年期に知っておきたいこと

生え始めの永久歯は弱い

歯の表面のエナメル質はだんだんと結晶が硬く密になってきて、20歳くらいまでに歯全体が丈夫になります。生えてきたばかりの永久歯の表面はまだ目が粗いような感じです。歯の質が弱く、むし歯菌に対する抵抗力が低いため、むし歯になりやすいことを知っておきましょう。

歯が一番強い状態は、何も治療を施していない歯です。むし歯を人工物の詰め物で歯を修復すると、人工物の継ぎ目は弱いので、そこにむし歯菌が入り込みやすく再びむし歯になって、小さな穴からあっという間に内部にむし歯が広がることがよくあります（二次う蝕）。

むし歯になるのが早ければ早いほど将来的に歯を失う率が高くなるので、できる限り子どものころにむし歯を増やさないのが歯を長くもたせる秘訣です。二次う蝕は見た目ではわかりにくく、気づかないまま重症になることがあります。早期発見のためには定期検診を忘れないようにしましょう。歯科医院ではレントゲン検査でむし歯を確認して治療を行います。

歯肉の炎症　若年性歯肉炎（思春期性歯肉炎）

思春期は、ホルモンバランスの変化で歯肉に炎症を起こしやすくなります。また、精神的なストレスが口の中の状態に影響し、歯肉炎が悪化して歯周病を招いたりします。

痛みはそれほど強くありません。大人になってからの歯肉炎は、歯肉炎から歯周病に進展し、歯の骨にまで影響が出てくるのが特徴ですが、若年性歯肉炎は骨まで影響することはほぼありません。

思春期に歯肉炎になったら、放っておかないで歯科医院を受診し、歯肉炎の原因にもなる歯石を取ってもらったり、歯茎のマッサージ（１９９頁）などで正常な状態に戻しておけば大人になって歯肉炎になるリスクを下げられます。もちろん、家庭での正しいブラッシングなどのケアは必要ですが、大人の歯肉炎より治りやすいので、放っておかずに歯科医院を受診することをおすすめします。

歯肉炎もむし歯と同じ細菌感染です。口の中の清潔が保たれていないと繰り返すことがあります。

塾通いや部活動などで食生活が不規則になると口腔ケアが難しくなるので、注意してみてあげましょう。

青年期の歯のケア

歯茎も忘れずにケアする

　歯茎のマッサージは歯磨きが終わった後、手を洗って清潔にし、人差し指に歯肉活性化成分の入った歯磨き剤（ウェルテック社のリペリオなど）を少量つけて行います。

①人差し指の指先の腹に歯磨き剤を取る。
②指腹で円を描くように、右下の奥歯のつけ根から前歯の方へマッサージ。右が終わったら左下、右上、左上の順に行う。
③水でしっかりとすすぐ。

　決して力は込めずに、歯肉を傷つけないように注意して行います。歯茎に炎症や口内炎などがある場合はその場所だけ避けてください。

　歯茎のマッサージは、歯肉炎になっているときにはとても有効です。マッサージによってよくなるので、歯周病になっている大人の方にもおすすめです。お父さん、お母さんもぜひ一緒に行ってください。

歯科とのかかわりを続ける

中学生、高校生になると勉強や部活動を優先して、保護者の監護のもとに行っていた歯科定期検診を受ける機会が少なくなるケースが多いようです。

高校では学校歯科検診を行わないところも多いようです。また、中学生になった子どもの口の中は見ないという保護者がほとんどなのではないでしょうか。

そうなると歯や口の中のトラブルを見逃されがちになります。歯並びや咬み合わせの問題は職業選択や進路に影響することもありますから、親の手を離れるまでにしっかり治しておくと安心です。

生涯自分の歯を自分で守るためには、歯磨きの習慣とともに歯科検診を続けることがとても大事です。誕生日や新学期、入学、卒業など節目を歯科検診のタイミングにするのはいかがですか？

歯科検診を自分のスケジュールに自然に入れるように育つのが理想です。

食事や飲み物について

中高生になると通学距離が長くなったり、行動範囲が広がります。部活や塾も忙しいころです。食べる時間がおろそかになりますし、外で何を食べているかわからないという保護者も多いのではないでしょうか。

高校生になって学校帰りに友達と食事をするようになり、それまで家で禁止されていたものを食べるようになったとたんにむし歯が増え始めたとか、受験勉強でストレスが高くなっているところに、家での勉強中にジュースを飲んでそのまま寝てしまいむし歯をつくってしまったというお子さんも少なくないようです。大学受験が終わって久しぶりに検診に来られた患者さんが、驚くほどむし歯を増やしているというケースがよくあります。

親は始終監視するわけにもいかず、注意しても言うことを聞かない子もいますから悩ましいところですが、子どもの生活スタイルが大きく変わったときには飲み物食べ物に注意して、歯の健康を守るための食事のとり方について親子で話し合ってみてほしいと思います。

ペットボトルのジュースやスポーツドリンクを持ち歩いてちょこちょこ飲むのはタブーです。できれば水やお茶を選びましょう。ノンシュガーのドリンクでも砂糖以外の甘味料を含んでいるものがあるので、だらだら飲んでいるとむし歯の元になります。

むし歯はできるだけ削らない治療を受ける

歯は削れば削るほど自分の歯の部分が少なくなってしまい、長持ちさせるのが難しくなります。皮膚や内臓は切っても傷口がふさがりますが、歯は元には戻りません。むし歯が進んで歯の神経まで及び、若いうちに歯の神経を取ったりすると歯の質がもろくなるので、一生は持たない可能性が高くなります。

エナメル質の表面だけにとどまった小さいむし歯は、フッ素を取り込んで歯の質が強くなると進行が止まることがあります。フッ素塗布などの処置をしてその状態で止められるのがベストです。

エナメル質の範囲を超えて大きくなってしまったら歯を削る必要がありますが、削って詰め物をしてそれで終わりではなく、フッ素を使って歯の質を強化したり、正しい歯磨きを続けるなどその後のケアが大事です。

いい加減な治療をされると、5～10年後に同じ場所がむし歯になる（二次う蝕、197頁）場合が多いです。歯を削ったということはまたむし歯になるリスクが高くなったということです。そのあとの定期検診では詰め物が壊れていないか、壊れていれば治療し直すということを続けていきます。

青年期にみられるトラブル

受け口がひどくなる

男女差や個人差がありますが、下顎の成長期である11～20歳ころは身長が伸びる時期とほぼ重なります。顎のスペースが足りない場合、永久歯がすべて並び切らなくて歯並びが悪くなることがあります。

出っ歯（上顎前突）も反対咬合（受け口）も、歯の問題で起こる場合と骨格的な問題の場合がありますが、成長期における受け口は骨格に起因するケースの方が多く、体の成長が止まっても下顎だけ前方へ大きく成長して受け口がひどくなることがあります。

歯列矯正しても土台となる骨格が完成されていないので咬み合わせが悪くなってしまう可能性があり、骨格的な外科手術が必要になることがあります。

気になることがあったら、早めに歯科医院で相談をしましょう。

口臭が気になる

口臭に限らず、嫌な臭いは円滑な人間関係を妨げます。日本人は口臭がひどいと外国の方からよく言われるそうです。私は直接そのような話は聞いたことがないのですがYouTubeなどでもよく目にしますからおそらく本当なのでしょう。診療を行っていても口臭がひどい人によく出会いますが、本人は全く気づいていない場合が多いです。

最近、特に若い世代は以前より臭いに敏感になっているように思います。しかし、テレワークやリモートでの授業などが進み、実際に人に会わなくても仕事や学校の授業は受けられるようになりました。画面越しでは口の臭いまでは伝わりませんが、実際に相手と会ったときに、口の臭い一つでよい印象が崩れてしまうことがないようにしたいものです。

口臭の元になっている大部分は口の中の細菌なので、マウスウォッシュは一時しのぎにしかなりません。歯磨きやデンタルフロス、むし歯を治療するなどで細菌が繁殖しないように口内環境を整えましょう。

口呼吸をしていると、唾液が少なくなって口臭を招くことがあるようです。なかには胃や鼻の病気が原因で口臭がすることがあります。歯科医院で口臭の原因が見つからない場合は内科や耳鼻咽喉科を受診しましょう。

歯茎の腫れや出血

若年性歯肉炎（１９８頁）で歯周ポケットが深い人は、疲労や寝不足が続いて免疫力が低下したときなどでは歯茎が腫れやすくなります。歯茎から出血が見られる場合は歯周病や歯肉炎になっている可能性があるので、歯磨きと歯茎のケアを行うようにしましょう。

10代後半に親知らずが生えてくるとき、生えてくる場所が残っていなくて、親知らずが半分顔を出したまま出てこられなくなったままとどまっていると、歯と歯茎の間に汚れが溜まって炎症を起こして腫れることがあります。

また、親知らずが生えてくるときに歯茎や隣の歯を押すことで痛みが起こる場合があります。応急処置としては、水で絞ったタオルで患部を冷やすことです。急激に冷やすと血行不良の原因になるので氷で冷やすのはよくありません。

歯茎をできるだけ刺激しないように、歯ブラシは柔らかめのものを使います。痛みがある場合は市販の痛み止めを服用しても大丈夫です。

口内炎ができやすい

口内炎は口の中にできる炎症で、粘膜が赤く腫れたり、潰瘍や水泡ができたりして痛みます。口の中が汚れていたり、疲れが溜まっていたり、食生活が乱れたりしたときに口内炎ができやすくなります。

口内炎をつくるウイルスへの免疫力があると、唇や頬の内側を噛んで傷ができても口内炎に発展しませんが、ない人はそれだけで口内炎になってしまいます。

ビタミンB_2、ビタミンB_6、ビタミンCなどが不足している可能性もあります。栄養バランスのよい食事を心がけ、睡眠を十分とれるよう生活を整えましょう。口内炎に効果のある塗り薬は薬局や歯科医院で処方してもらえます。

なお、ベーチェット病※など自己免疫疾患の症状として口内炎が出る場合があります。なかなか治らない場合は内科を受診しましょう。

※ベーチェット病…口の中や皮膚、眼などの部位に炎症症状が表れる疾患。

診察室より

歯を白くしたい

歯はそもそも真っ白ではありません。エナメル質の内側の象牙質が黄ばんでいて、それがエナメル質から透けて見えるのは自然なことです。象牙質は年齢とともに黄ばみ、この黄ばみを根本的に直すことはできません。生まれつき少し黄ばんでいるタイプの人はいますが、歯の表面のエナメル質に汚れがついたり、着色汚れ（ステイン）があるとより黄ばんで見えることがあります。着色汚れはコーヒーや紅茶のほか、カレー、チョコレート、ソース、ケチャップなどでもつきます。唾液で固まると取れにくくなるので、毎日の歯磨きが大事です。歯磨きでは取れなくなったステインは、歯科医院でのクリーニング、専用の機器や研磨剤を使って取ってもらえます。

以上が一般的な歯の黄ばみへの回答ですが、ホワイトニングをして歯を真っ白にしたいと思う人もいるかもしれません。過酸化物によって歯そのものの黄ばみを分解するのが歯のホワイトニングです。医院で行うオフィスホワイトニング、自宅で行うホームホワイトニング、両方を併用するデュアルホワイトニングの３種類があり、自然な白さを目指せます。

流行りの口元にしたい

人気の女優さんを真似て同じような口元にしたいと、写真を持って、髪型を変える感覚で受診される方がいます。古いところでは八重歯が流行りましたし、小さい口元が好まれた時代もありました。今は口を開けたときに歯がたくさん見える華やかな口元が流行っているようです。なかには5番目の歯まで見えるようにしたいと細かく指定される方もいます。

「できる限り努力はしますが、骨格や顔が違うので全く同じようにするのは難しい」とお答えしています。歯科での歯列矯正は見た目をよくするだけではなく、機能的な状態に回復させるものです。大人になって自分の判断で美容外科にて施術をするのはいいと思いますが、歯は見た目のきれいさだけを追い求めるのではなく、必ず機能が伴うものであることと知っておいてください。

私たちのクリニックでも、歯列矯正を始めて明るくなる子どもがたくさんいます。よほど気にしていたんだなあと思います。口元の問題は心に影響するほど重大な問題にもなりかねません。

加齢による変化も知っておきたいところです。歯を抜いて歯列を矯正すると口元は引っ込んでしまいます。若いときは口の周りの筋肉に張りがあるので目立ちませんが、年齢と共に筋力が弱くなるので口元の落ち込みが目立ってきます。ニコッと笑ったときに歯茎が出るのが気になって、歯にかぶせものまでして修正して、歯の位置を変えて歯茎が見えないようにしたものの、10年も経つと上唇の位置がだんだんと下がってきて歯が見えないぐらいになってしまったというケースがありました。

加齢の難題がコンプレックスを解消してくれることもあります。今の美しさだけを求めるのではなく、その人らしい美しさ、機能的で健康的な美しさ、年相応の美しさを経ていけるような選択をしてほしいと思っています。

安易な審美歯科治療はすすめない

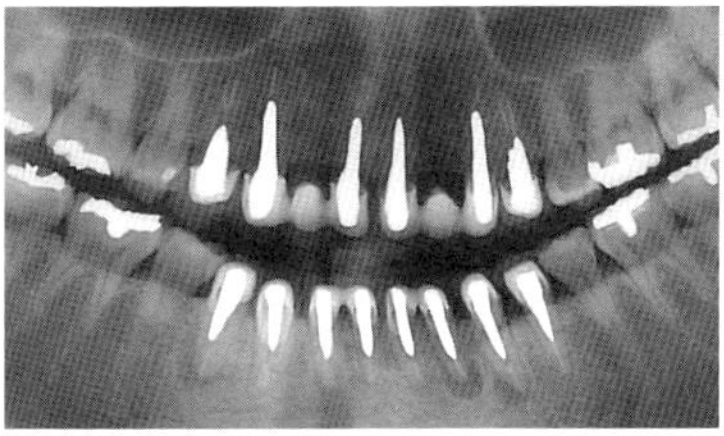

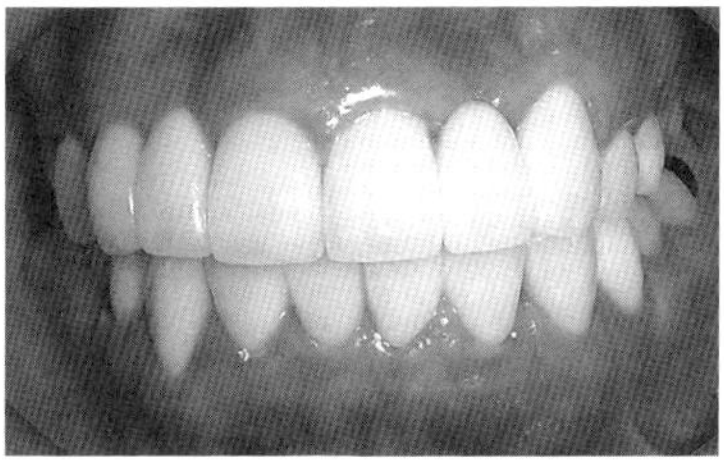

セラミッククラウンの歯とそのレントゲン。

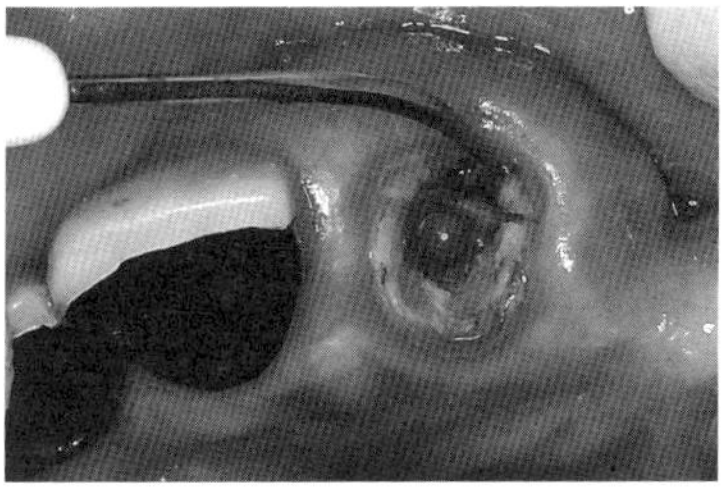

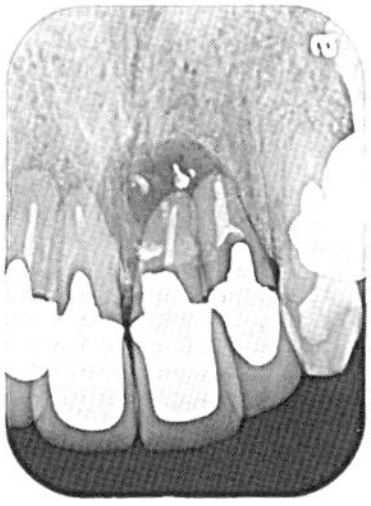

割れた歯の根っことそのレントゲン。

雑記　中国小児歯科事情

中国の若手歯科医や歯科医療従事者に歯列矯正の技術研修などを行うため、２０１９年までたびたび中国に行く機会がありました。驚いたのは中国の子どもたちにむし歯が多いことです。中国の歯科医院自体はレベルの低いものではありません。いろいろな要因があると思いますが、歯科衛生士がいないということが大きいように思いました。

日本の歯科衛生士は、特に予防歯科医学に多くの時間をかけて勉強しています。歯科の二大疾患（むし歯と歯周病）を抑えることに特化した専門職です。中国には歯科衛生士がいないので、歯科医院でむし歯の痛みを取っても、再発を防ぐアプローチがなされないため、子どものむし歯が多いのだと思います。

日本では歯科衛生士が歯科医院にいて、予防歯科的なサービスを患者さんに提供する体勢が整ってきました。せっかくのよい環境を利用し、子どもに限らず大人も「予防歯科」を実践できれば、むし歯を1本でも少なくすることができ、自分の歯で一生過ごす可能性が格段に高くなります。

日本の素晴らしい歯科衛生士業務を見直して、歯で悩むことのない毎日を送っていただくことを願っています。

第6章　未来を担う子どもたちのために

小児歯科は心も扱える技術が必要

人は誰でも自分のことを丁寧に扱ってほしいと思うものです。

例えばレストランのウェイターさんやウェイトレスさんが、やさしく丁寧にグラスをテーブルに置くのは食事をする人への配慮ですし、その行為が料理の味をさらに引き立ててくれます。もし乱暴にグラスを置かれたらどうでしょうか。それだけで素晴らしい料理も台無しです。

小児歯科医療の現場も同じです。小児歯科のプロは、子どもに触れるときの所作も美しくやさしいものです。

ある日、むし歯の治療のためにAちゃんが来院しました。私たちのクリニックの小児歯科には、子ども用の治療のチェアが3台並んでいて、もう1台が離れて設置してあります。

Aちゃんは3台のチェアの真ん中に座りました。両サイドのチェアには同じ年頃の子どもが定期診察で、むし歯の予防処置を受けています。いつも受けている予防処置ですし痛みもありませんから、自分から口を開けて、気持ちよさそうに歯科衛生士による歯のクリーニングを受けていました。

Aちゃんの受診はこの日が二度目。前回来たときに、歯科医、歯科衛生士と、「今度は、むし歯退治を一緒に頑張ろうね」と約束したからなのでしょう。手にはお気に入りのぬいぐるみを二つ持って決死の覚悟、病院が怖いのです。
病院が怖い場所になったのは、押さえつけられたり痛い思いをした経験があるからなので
しょうか。口の中を診るとむし歯の治療の跡がありましたから、歯科で怖い思いをしたのか
もしれません。
頑張る気で来たのに、どうしても怖い記憶がよみがえるのか、口を開けられません。一生
懸命口も開けようとしましたが、涙が出てきてなかなかうまくいきません。
その日はとうとう治療はできませんでしたが、また約束しました。
「今度また一緒に頑張ろうね。お約束だよ」
Aちゃんは前回よりも力強くうなずいて、笑顔を見せました。Aちゃんが笑顔になれたの
は、
「なぜお口を開けられないのかな？」
「おねえさんなのにおかしいな」
など、口を開けられないことを否定される問いかけが一度もなかったからだと思います。
ところがAちゃん、むし歯退治ができなかった悔しさで、また泣いてしまいました。しか
しこれは以前の涙とは違う、成長した涙です。
二度の受診で治療にいたらなくても、担当歯科医の行為は気高いものだと私は思っていま
す。自分を信じて待ってくれたこと、そのやさしさがAちゃんの強さになって、いつか必ず

むし歯治療を克服するでしょう。治ったあとも歯科を嫌いにならず、歯を大事にしていってくれると思います。

子どものむし歯治療は、急を要する場合以外は強引に進める必要はないと思います。小さいころの歯医者での体験で歯医者嫌いになったという人はとても多いです。

もちろんなかなか我慢の続けられない子どもの歯科治療においては、スピーディーに的確に治療できることは必須ですが、子どもの心に寄り添うテクニックも小児歯科治療には必要です。

また、保護者の言葉かけもとても大切です。

「歯医者は痛いけど我慢するんだよ」

は、大人としては励ましのつもりで言っていても、子どもには大きなプレッシャーを与えることになります。

「歯医者さんでむし歯のばい菌をやっつけてもらおうね」

などと、明るく話してあげてください。

時代、環境に対応できる心身を育てる

文部科学省のＧＩＧＡ※（Global and Innovation Gateway for All）スクール構想で、小中学生への一人１台パソコンの導入が進んでいます。新型コロナウイルスの感染拡大でオンライン授業が必要になったことが計画を後押しし、オンラインでの授業を取り入れる学校も増えてきました。いろいろな問題はあるでしょうが、対面授業とオンライン授業のよいところを取り入れながら、令和時代の学校教育は進んでいくのだと思います。

オンライン授業になって、それまでは気にしていなかった歯並びが気になり始めたというお子さんが増え、見た目を気にする年齢が下がっていると感じます。

パソコン画面に首から上が大きく映ることが多いので、口元がはっきり見えてしまうからでしょう。ネット上でのいじめもあり、これはコロナ以降に起こった大きな問題です。

「気にしなくていい。見た目を中傷する方の人間が間違っているのだから」

正論だし子どもに伝えたいことです。でも、子どもの心がそれで晴れやかにならないなら、一緒になって考え、もし歯科医院でできることがあるのなら相談してみようかという提案が子どもを救うかもしれません。

子どもは親の姿を見て、現状に向き合って考え、解決する姿勢を学ぶのだと思います。

いじめの問題も低年齢化し、人間関係が複雑になっているこの時代。見た目の問題が影を

落とす場面が増えないとはいえないでしょう。

歯科治療でできることはたくさんあります。子どもが自信を持って生きられるように親も子もともに育っていけたらと思います。

※ＧＩＧＡスクール構想…子どもたちへの一人１台端末と高速で大容量の通信ネットワークを一体的に整備し、特別な支援を必要とする子どもを含め、多彩な子どもたちの資質・能力が一層確実に育成できる教育ＩＣＴ（Information and Communication Technology）環境を実現する計画のこと。

国際化社会における口元の役割

日本人は先進諸国の中でも歯並びがよくないといわれています。もともと日本では大きな口を開けて笑うのは下品とされたり、口元に手を添えて奥ゆかしく微笑むのがよしとされてきた文化的な背景があります。前歯をすべて金歯にするのがステイタスであるような、外国人から見たらわけのわからない価値観も以前にはありました。

今でこそあまり言われることはありませんが、八重歯がかわいいというのも日本独特の考え方ですし、歯並びの悪さにも寛容的だったといえるでしょう。

今では日本人同士でも、歯並びがいい方が清潔感があると受け止められます。育ちのよさも現れ、歯並びのよさが高評価につながることはいうまでもありません。

歯の見た目の悩みは、大人になってからいろいろな面で不利になります。消極的になってしまったり、人前でうまく笑えないなど、人間関係にもつきまといます。

これからのグローバル社会においてはなおさらです。外国人と会話するとき、白くてきれいに並んだ歯を思い切り見せながら笑顔で話されると、余計に萎縮してしまうということがあるのではないでしょうか。

日本語は口をあまり動かさなくても話せる言語なので、口元を見られないように話すのには好都合ですが、英語をはじめとするほかの外国語は、口を大きく動かさないとうまく聞き取れないことが多いようです。

口は顔の中で最もよく動く場所なので、コミュニケーションを円滑に取るためには非常に大切な部位です。ボソボソと話していると印象を悪くするだけでなく、そもそもコミュニケーションが取りづらくなってしまいます。

コロナ禍において日本を飛び出して外国に行こうと思う気持ちは今は下火になっているかもしれませんが、収束して世界にはばたくときのため、歯や歯並びの見た目で引け目を感じることのないように日本人として自信を持って言動できる口元にしておくことは、とても賢明なことに思えます。

歯列矯正から咬合誘導・育成へ

歯列矯正を行うお子さんも、昔よりかなり増えました。昔は大人の歯が生えそろってから行うことが多かったのが、今はより低年齢から予防的な矯正ができるようになったからです。予防的な矯正というのは、将来なる可能性のある歯並びや咬み合わせを見極め、そうならないように成長する方向を変えていく治療、咬合誘導、咬合育成を指します。咬み合わせを誘導し、育てていくには、目に見えないことからも判断する力が歯科医に求められます。

矯正装置の発達、歯科医や歯科医学生が大学で受ける教育が変わったため、歯を抜かないで行う歯列矯正の方法が増えてきたことは進歩だと思います。しかし、矯正装置の選択肢が増えたことによる弊害もあります。これは他院でカウンセリングを受けられた患者さんの例ですが、「表側から装置を着ければ歯を抜かないで矯正できるけれど、裏側から矯正する場合は歯を抜かないとできない」と言われたそうです。なんだかおかしな話です。

適切な治療方法を選択するのは、本来あるべき咬み合わせにするというゴールに行き着くためなのに、治療方法を選ぶのが先で、行き先を見失ってしまうのはいかがなものでしょう。東京から大阪に行くのが目的だったのに、飛行機で行くなら大阪でなくて沖縄に行ってしまおうかというような話。選択肢が増えたばかりにゴールを見誤ることが起きやすくなっている、と近頃特に感じています。

インターネットの情報で、歯列矯正をした患者さんの声も拾えるようになって、装置の情報も飛び交っています。情報を集めるのはよいことですが、その装置を使うメリット、デメリットをわかっていないと本来の目的を果たせないことにもつながります。もちろん、うまく治せない装置を使っても意味がありません。

個人的には、基本、装置は自分で決めてかまわないと思っています。ただ、ゴールにのっとった方法をとらせてくださいとお伝えしています。

技術の進歩によって選択肢がますます増えていくのが令和の時代だと思います。選択肢が多くなったことのメリットを活かすには、本来の目的に立ち返って判断していく力が患者さんにも問われていくでしょう。

目標設定を共有でき、どんな治療方法をとるかを一緒に考えていけるような信頼できるかかりつけの歯科医を持って、よいアドバイスをもらうようにしていただけたらと思います。

おわりに

私たちの医療法人のクリニックに小児歯科専門の「銀座キッズデンタルパーク」（以下：キッズ）ができて7年経ちました。キッズをつくったきっかけは、歯科医になったときからずっと治療一辺倒で、予防に力を入れることがなかなかできなかったからです。

予防歯科をやろうとなれば、歯科医院に通い始める小さい子どものころから診るべきだと思いました。健康な歯で人生を豊かに生きる人間を育てる予防歯科教育の場にしたかったのです。

オープン当初から通っているYくんは中学生になりました。むし歯は1本もありませんが、歯並びが少しおかしかったので早い段階で矯正を始めました。永久歯が生えそろった今、すべての歯がきれいな状態です。今の状態をキープできたら理想的です。きっと維持してくれると思います。Yくんは「歯医者さんは痛くなくても通うところ」とわかっているから、親の手を離れても歯科医院との関係を続けてくれるでしょう。歯科衛生士とも仲良しです。「ずっとケア続けるんだよ」の声がけに、はにかみながら「うん」と応えていました。将来Yくんが親になったとき、我が子を歯科医院に通わせる姿をイメージできます。Yくんのようなお子さんがだんだん増えてくれているのが私たちの喜びです。

子どもを定期的に通院させるのは根気がいることですが、面倒くさがらずに一緒に通ってくれる親の姿を見て、子どもは歯を守ることの大切さを学ぶのかもしれません。

キッズに来られる保護者の方々は、自分の親が歯列矯正をさせてくれたとか、むし歯に気をつけてくれたという方が多く、歯がきれいな方が多いように感じます。このような親子関係が増えてくると、日本人の歯はもっとよくなると思います。

親から子へ、きれいな歯が継承されますように…、すべての子どもにとって歯科医院が、「歯をきれいにしてくれて気持ちよくなる楽しい場所」になることを願っています。

歯周病や咬み合わせがさまざまな病気の引き金になることはご存じの通りです。この本で紹介した子どもの歯や顎の成長のこと、ケアの仕方が、歯のセルフケアができる子どもを育てる、歯育のための一助になりましたら幸いです。

かかりつけの歯科医院を子どもの歯科予防教育に役立ててください。私たちはこれからも保護者の皆さまとともに、人生１００年時代の健康の基礎をつくるお手伝いをしていきたいと思います。

令和三年盛夏　　古田博久

古田博久　FURUTA Hirohisa

歯科医師・歯学博士（口腔病理学）。1971年愛知県名古屋市生まれ。大阪歯科大学卒業。「健康で美しく機能的に歯を保つ」をモットーに見た目だけの美しさや痛みをとるだけの治療といった短絡的な治療計画ではなく、ゆりかごから墓場まで、患者の長い人生を見据えた真に意義のある歯科医療を提供することを目指している。銀座みゆき通りデンタルクリニックをはじめとする複数の医院、歯科医院で構成される医療法人社団FINE DAYS理事長。

生まれる前からはじめる
子どものデンタルケア
健康な歯ときれいな歯並びのために

2021年10月1日　初版第1刷発行

著者　**古田博久**
発行人　**阿部秀一**
発行所　**阿部出版株式会社**
〒153-0051
東京都目黒区上目黒 4-30-12
TEL：03-5720-7009（営業）
03-3715-2036（編集）
FAX：03-3719-2331
http://www.abepublishing.co.jp
印刷・製本　**アベイズム株式会社**

ISBN978-4-87242-674-8　C0047